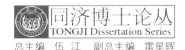

总主编 伍江 副总主编 雷星晖

吴文汇 荆志成 著

中国肺动脉高压患者社会经济地位与其疾病严重程度和生存的相关性研究

The Correlation between Socioeconomic Status and Severity and Survival of Chinese Patients with Pulmonary Arterial Hypertension

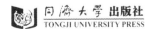

同济大学 出版社
TONGJI UNIVERSITY PRESS

内容提要

　　本书探讨了社会经济地位和基线时特发性肺动脉高压疾病严重程度的相关性,探讨了社会经济地位对特发性肺动脉高压长期生存率和无时间生存率的影响。较低社会经济地位的特发性肺动脉高压患者死亡及临床恶化的风险明显高于较高社会经济地位患者,且社会经济地位是独立于临床特征和治疗等其他危险因素的。本书可供医学专业的师生以及专业研究人员阅读参考。

图书在版编目(CIP)数据

　　中国肺动脉高压患者社会经济地位与其疾病严重程度
和生存的相关性研究 / 吴文汇,荆志成著. —上海：
同济大学出版社,2019.11
　　(同济博士论丛 / 伍江总主编)
　　ISBN 978 - 7 - 5608 - 7042 - 7

　　Ⅰ. ①中… Ⅱ. ①吴… ②荆… Ⅲ. ①肺性高血压-
病人-研究-中国 Ⅳ. ①R197.323.2

　　中国版本图书馆 CIP 数据核字(2019)第 253177 号

中国肺动脉高压患者社会经济地位与其疾病严重程度和生存的相关性研究

吴文汇　荆志成　著

出 品 人　华春荣　　责任编辑　陈红梅　　责任校对　谢卫奋　　封面设计　陈益平

出版发行　同济大学出版社　　www.tongjipress.com.cn
　　　　　（地址:上海市四平路 1239 号　邮编:200092　电话:021 - 65985622）
经　　销　全国各地新华书店
排版制作　南京展望文化发展有限公司
印　　刷　浙江广育爱多印务有限公司
开　　本　787 mm×1092 mm　　1/16
印　　张　8.25
字　　数　165 000
版　　次　2019 年 11 月第 1 版　　2019 年 11 月第 1 次印刷
书　　号　ISBN 978 - 7 - 5608 - 7042 - 7

定　　价　42.00 元

"同济博士论丛"编写领导小组

袁万城　莫天伟　夏四清　顾　明　顾祥林　钱梦騄
徐　政　徐　鉴　徐立鸿　徐亚伟　凌建明　高乃云
郭忠印　唐子来　闾耀保　黄一如　黄宏伟　黄茂松
戚正武　彭正龙　葛耀君　董德存　蒋昌俊　韩传峰
童小华　曾国苏　楼梦麟　路秉杰　蔡永洁　蔡克峰
薛　雷　霍佳震

秘书组成员：谢永生　赵泽毓　熊磊丽　胡晗欣　卢元姗　蒋卓文

总　序

在同济大学 110 周年华诞之际，喜闻"同济博士论丛"将正式出版发行，倍感欣慰。记得在 100 周年校庆时，我曾以《百年同济，大学对社会的承诺》为题作了演讲，如今看到付梓的"同济博士论丛"，我想这就是大学对社会承诺的一种体现。这 110 部学术著作不仅包含了同济大学近 10 年 100 多位优秀博士研究生的学术科研成果，也展现了同济大学围绕国家战略开展学科建设、发展自我特色，向建设世界一流大学的目标迈出的坚实步伐。

坐落于东海之滨的同济大学，历经 110 年历史风云，承古续今、汇聚东西，秉持"与祖国同行、以科教济世"的理念，发扬自强不息、追求卓越的精神，在复兴中华的征程中同舟共济、砥砺前行，谱写了一幅幅辉煌壮美的篇章。创校至今，同济大学培养了数十万工作在祖国各条战线上的人才，包括人们常提到的贝时璋、李国豪、裘法祖、吴孟超等一批著名教授。正是这些专家学者培养了一代又一代的博士研究生，薪火相传，将同济大学的科学研究和学科建设一步步推向高峰。

大学有其社会责任，她的社会责任就是融入国家的创新体系之中，成为国家创新战略的实践者。党的十八大以来，以习近平同志为核心的党中央高度重视科技创新，对实施创新驱动发展战略作出一系列重大决策部署。党的十八届五中全会把创新发展作为五大发展理念之首，强调创新是引领发展的第一动力，要求充分发挥科技创新在全面创新中的引领作用。要把创新驱动发展作为国家的优先战略，以科技创新为核心带动全面创新，以体制机制改革激发创新活力,以高效率的创新体系支撑高水平的创新型国家建设。作为人才培养和科技创新的重要平台,大学是国家创新体系的重要组成部分。同济大学理当围绕国家战略目标的实现,作出更大的贡献。

大学的根本任务是培养人才,同济大学走出了一条特色鲜明的道路。无论是本科教育、研究生教育,还是这些年摸索总结出的导师制、人才培养特区,"卓越人才培养"的做法取得了很好的成绩。聚焦创新驱动转型发展战略,同济大学推进科研管理体系改革和重大科研基地平台建设。以贯穿人才培养全过程的一流创新创业教育助力创新驱动发展战略,实现创新创业教育的全覆盖,培养具有一流创新力、组织力和行动力的卓越人才。"同济博士论丛"的出版不仅是对同济大学人才培养成果的集中展示,更将进一步推动同济大学围绕国家战略开展学科建设、发展自我特色、明确大学定位、培养创新人才。

面对新形势、新任务、新挑战,我们必须增强忧患意识,扎根中国大地,朝着建设世界一流大学的目标,深化改革,勠力前行!

万　钢

2017 年 5 月

论丛前言

　　承古续今，汇聚东西，百年同济秉持"与祖国同行、以科教济世"的理念，注重人才培养、科学研究、社会服务、文化传承创新和国际合作交流，自强不息，追求卓越。特别是近20年来，同济大学坚持把论文写在祖国的大地上，各学科都培养了一大批博士优秀人才，发表了数以千计的学术研究论文。这些论文不但反映了同济大学培养人才能力和学术研究的水平，而且也促进了学科的发展和国家的建设。多年来，我一直希望能有机会将我们同济大学的优秀博士论文集中整理，分类出版，让更多的读者获得分享。值此同济大学110周年校庆之际，在学校的支持下，"同济博士论丛"得以顺利出版。

　　"同济博士论丛"的出版组织工作启动于2016年9月，计划在同济大学110周年校庆之际出版110部同济大学的优秀博士论文。我们在数千篇博士论文中，聚焦于2005—2016年十多年间的优秀博士学位论文430余篇，经各院系征询，导师和博士积极响应并同意，遴选出近170篇，涵盖了同济的大部分学科：土木工程、城乡规划学(含建筑、风景园林)、海洋科学、交通运输工程、车辆工程、环境科学与工程、数学、材料工程、测绘科学与工程、机械工程、计算机科学与技术、医学、工程管理、哲学等。作为"同济博士论丛"出版工程的开端，在校庆之际首批集中出版110余部，其余也将陆续出版。

　　博士学位论文是反映博士研究生培养质量的重要方面。同济大学一直将立德树人作为根本任务，把培养高素质人才摆在首位，认真探索全面提高博士研究生质量的有效途径和机制。因此，"同济博士论丛"的出版集中展示同济大学博士研究生培养与科研成果,体现对同济大学学术文化的传承。

"同济博士论丛"作为重要的科研文献资源,系统、全面、具体地反映了同济大学各学科专业前沿领域的科研成果和发展状况。它的出版是扩大传播同济科研成果和学术影响力的重要途径。博士论文的研究对象中不少是"国家自然科学基金"等科研基金资助的项目,具有明确的创新性和学术性,具有极高的学术价值,对我国的经济、文化、社会发展具有一定的理论和实践指导意义。

"同济博士论丛"的出版,将会调动同济广大科研人员的积极性,促进多学科学术交流、加速人才的发掘和人才的成长,有助于提高同济在国内外的竞争力,为实现同济大学扎根中国大地,建设世界一流大学的目标愿景做好基础性工作。

虽然同济已经发展成为一所特色鲜明、具有国际影响力的综合性、研究型大学,但与世界一流大学之间仍然存在着一定差距。"同济博士论丛"所反映的学术水平需要不断提高,同时在很短的时间内编辑出版110余部著作,必然存在一些不足之处,恳请广大学者,特别是有关专家提出批评,为提高同济人才培养质量和同济的学科建设提供宝贵意见。

最后感谢研究生院、出版社以及各院系的协作与支持。希望"同济博士论丛"能持续出版,并借助新媒体以电子书、知识库等多种方式呈现,以期成为展现同济学术成果、服务社会的一个可持续的出版品牌。为继续扎根中国大地,培育卓越英才,建设世界一流大学服务。

伍 江

2017 年 5 月

前　言

肺动脉高压（Pulmonary Arterial Hypertension，PAH）是一类以小型肌性肺动脉受累，以肺动脉压（Pulmonary Artery Pressure，PAP）和肺血管阻力（Pulmonary Vascular Resistance，PVR）进展性增高为主要特征，最终导致右心衰竭（Right Heart Failure，RHF）甚至死亡的疾病。近十年来肺动脉高压的治疗取得了非常大的进步。除了基础的地高辛、多巴酚丁胺、利尿药物、抗凝药等，新型靶向药物，如 5 型磷酸二酯酶抑制剂（Phosphodiesterase Type 5 Inhibitor，PDE5i）、内皮素受体拮抗剂（Endothelin Receptor Antagonists，ERAs）前列环素类药物等已被证明有效并广泛应用于临床治疗。尽管这些新型治疗药物对患者活动耐力和生存等具有改善作用，但目前肺动脉高压患者的生活治疗及生存率仍不乐观。

社会经济地位（Socioeconomic Status，SES）指个人在社会中的位置，主要通过教育、收入、职业和社会状态等因素来衡量。大量研究证实，社会经济地位越低，心血管及肺部疾病发生率和病死率越高，但目前尚无社会经济地位与肺动脉高压关系的相关报道。

近几十年来，我国与社会经济地位相关的健康和卫生保健不公平现象有所增加,即不同社会经济地位患者获得医疗服务存在差异的可能性显著提升,其主要因为我国目前全民医疗保障体系尚不健全,社会经济地位不同患者需要负担的医疗费用和拥有的医疗费用报销比例存在一定差异。肺动脉高压作为一种致命性疾病,其靶向治疗药物却并未纳入医疗保险报销药物之内。肺动脉高压患者每人每年购买治疗药物,少则需 30 000 元人民币,多则达 50 000 元到 100 000 元人民币。高额的药物治疗费用给患者及其家庭造成严重经济负担。个人及家庭成员的受教育程度不同,会导致患者对医学和医生医嘱的理解不同,影响患者依从性,部分患者长期规律随访,实现以目标为靶向的治疗方案,但部分患者每每于加重时求助医生,造成预后差异。不同职业类型所需体力和脑力劳动的比例不同,压力不同,通常影响疾病进展。此外,个人受教育程度、职业和家庭收入三者又相互影响,并共同影响患者健康和治疗。因此我们推测较低的社会经济地位可能对肺动脉高压预后产生负面影响。

特发性肺动脉高压是肺动脉高压的常见类型。本研究拟探讨社会经济地位和基线时特发性肺动脉高压疾病严重程度的相关性;探讨社会经济地位对特发性肺动脉高压长期生存率和无事件生存率的影响。我们推测较低社会经济地位患者基线肺动脉高压疾病更严重,死亡和临床恶化的风险更高。

本研究为前瞻性队列研究,连续性入选 2007 年 1 月至 2011 年 7 月在同济大学附属上海市肺科医院心肺循环中心明确诊断为特发性肺动脉高压,年龄在 18—65 岁的新病人。入选患者采用统一方法收集所需基线资料。随访截止日期为 2011 年 11 月 1 日。

研究主要终点事件为全因死亡事件。次要终点事件包括死亡、肺或心肺移植、因肺动脉高压加重住院或增加新的靶向治疗药物。若同一患者发生多个次要事件,则取首次发生事件作为终点事件。

采用 Spearman 相关性分析方法分析社会经济地位复合指数与基线时反映肺动脉高压严重程度临床指标的相关性。生存率采用 Kaplan-Meier 生存分析法计算，Log-rank 检验比较。采用 Cox 比例风险模型分析 SES 对 PAH 全因死亡和临床恶化事件发生风险及风险比的 95％可信区间。校正后生存曲线采用校正后的组间预后比较方法（corrected group prognosis method）绘制。

社会经济地位信息基线时通过调查问卷形式收集，包括受教育程度、职业、家庭年收入和医保报销比例四个方面。社会经济地位复合指数为受教育程度、职业、家庭年收入和医保报销比例各因素评分之和。为便于分析，我们将社会经济地位复合指数根据其频数分布图分布情况划分为三组：较低、中等和较高。

研究结果有：

1. 研究共入选 262 名特发性肺动脉高压患者，随访 517.5 人·年。其中有 6 名患者失访，失访率 2.3％，中位数随访时间为 21 个月（四分位间距 10～35 月）。研究人群年龄为 36.1±12.0 岁，71％为女性，56.1％来自中国南方。约半数（47.3％）患者受教育程度在高中以下，56.5％的患者家庭年收入低于人民币 30 000 元（约 4 600 美元）。大多数患者（88.9％）医保报销比例小于 30％，且患者中 71.0％为失业者、农民或者体力劳动者。

2. 较低社会经济地位复合指数特发性肺动脉高压患者似乎基线时疾病更严重。女性亚组中世界卫生组织（World Health Organization，WHO）肺高压功能分级（$R＝-0.202,P＝0.006$）、6 分钟步行距离（six-minute walk distance，6MWD，$R＝0.181,P＝0.013$）和肺血管阻力（$R＝-0.148,P＝0.045$）与社会经济复合指数弱相关；尽管不具有统计学意义，总体患者中，似乎随着社会经济地位复合指数降低，患者世界卫生组织肺高压功能分级、肺动脉平均压和肺血管阻力有增加趋势，6分钟步行距离有降低趋势。

3. 较低社会经济地位特发性肺动脉高压患者1、2和3年生存率分别为73.7%、56.7%和49.8%；中等社会经济地位患者分别为87.8%、77.8%和70.6%；较高社会经济地位者分别为90.9%、86.7%和84.8%。肺动脉高压患者社会经济地位与其总体生存率明显相关(log-rank $P<0.001$)。经年龄和性别校正后，较低社会经济地位组相对于较高社会经济地位组的死亡风险比(Hazard Ratio,HR)为3.66[95%可信区间(confidence intervals,CIs),1.90到7.04,$P<0.001$]；进一步校正世界卫生组织肺高压功能分级和肺血管阻力后，较社会经济地位较低组的相对风险比降低至2.88(95%可信区间,1.47到5.64,$P=0.008$),有显著统计学意义；继续增加5型磷酸二酯酶抑制剂、内皮素受体拮抗剂和前列环素类药物治疗情况校正并没能改变较低社会经济地位组的死亡风险比,且死亡风险比稍有上升趋势(风险比为2.99,95%可信区间为1.51到5.91,$P=0.006$)。经年龄、性别、世界卫生组织肺高压功能分级、肺血管阻力及5型磷酸二酯酶抑制剂、内皮素受体拮抗剂和前列环素类药物治疗情况多因素多水平校正后,虽然较低社会经济地位组的相对死亡风险比稍有波动,但总体上其全因死亡风险仍然是较高社会经济地位组全因死亡风险的3倍左右。

4. 较低社会经济地位组特发性肺动脉高压患者1、2和3年无事件生存率分别为65.4%、49.3%和31.2%；中等社会经济地位组患者分别为75.6%、62.8%和51.7%；高社会经济地位组分别为83.6%、72.5%和66.7%。肺动脉高压患者社会经济地位与其无事件生存率明显相关(log-rank $P<0.001$)。经年龄和性别校正后,较低社会经济地位组相对于较高社会经济地位组发生临床恶化事件的风险比为2.85(95%可信

区间,1.75 到 4.65,$P<0.001$);进一步校正世界卫生组织肺高压功能分级和肺血管阻力后较低社会经济地位组的相对风险比降低至 2.37(95％可信区间,1.44 到 3.91,$P=0.003$);继续增加 5 型磷酸二酯酶抑制剂、内皮素受体拮抗剂和前列环素类药物治疗情况校正,并没能改变较低社会经济地位组的相对风险比,且临床恶化风险比较前一模型稍有上升趋势(风险比为 2.60,95％可信区间为 1.56 到 4.35,$P=0.001$)。虽然不同模型间较低社会经济地位组的相对临床恶化风险比稍有波动,但总体上其临床恶化风险是较高社会经济地位组的 2.5 倍左右。

最终,我们得出结论:

1. 较低社会经济地位复合指数特发性肺动脉高压患者基线时疾病似乎更严重,但相关性较弱。

2. 特发性肺动脉高压社会经济地位与其全因死亡率呈负相关,较低社会经济地位患者发生死亡的风险约为较高社会经济地位患者发生死亡风险的 3 倍,且此风险独立于患者基线临床特征、血流动力学及药物治疗。

3. 特发性肺动脉高压社会经济地位与其临床恶化事件发生率呈负相关,较低社会经济地位患者发生临床恶化事件的风险为较高社会经济地位者发生临床恶化风险的 2.5 倍多,且此风险独立于患者基线临床特征、血流动力学及药物治疗。

本研究提示从各个方面降低肺动脉高压患者社会经济地位的差异迫在眉睫。国家层面,对于这类重病大病,需予以政策倾斜,将这类疾病纳入大病和罕见病医保,最大程度地给予这类患者医疗保障,摆脱看病贵的问题;社会层面,应积极给予这类患者支持和帮助,使患者尽量可以平稳的生活和工作;医护人员方面,应明确认识不同社会经济地位患者,尤其是较低社会经济地位患者自身存在的一些危险因素,如疾病了解偏差、依从性、自控力、心理负担等危险因素,并通过有效的二级预防措施监督和指导此类患者,降低相关风险;患者个人和家庭层面,也应该真真切切地了解肺动脉高压是一类可以长期控制的慢性疾病,并认识到疾病危险性,与医护人员保持良好的沟通交流,共同合作,监测和治疗疾病,以期获得最好的疗效和预后。

进一步的研究应着力于发现与社会经济地位相关的社会和环境危险因素,这些因素可能是社会经济地位影响预后的部分原因,干预这些因素可能会降低不同社会经济地位患者之间的预后差异。

目　录

符号说明

英文缩写	英文名称	中文名称
PAH	Pulmonary Arterial Hypertension	肺动脉高压
PAP	Pulmonary Artery Pressure	肺动脉压
PVR	Pulmonary Vascular Resistance	肺血管阻力
PDE5i	Phosphodiesterase Type 5 Inhibitor	5 型磷酸二酯酶抑制剂
ERAs	Endothelin Receptor Antagonists	内皮素受体拮抗剂
SES	Socioeconomic Status	社会经济地位
WHO FC	World Health Organization Functional Class	世界卫生组织肺高压功能分级
6MWD	Six-Minute Walk Distance	6 分钟步行距离
HR	Hazard Ratio	风险比
RHF	Right Heart Failure	右心衰竭
RMB	Ren Min Bi	人民币
CIs	Confidence Intervals	可信区间
NIH	National Institutes of Health	美国国立卫生研究院
PPH	Primary Pulmonary Hypertension	原发性肺动脉高压
IPAH	Idiopathic Pulmonary Arterial Hypertension	特发性肺动脉高压

BMPR 2	Bone Morphogenetic Protein Type Ⅱ Receptor	骨形成蛋白受体Ⅱ
PCWP	Pulmonary Capillary Wedge Pressure	肺毛细血管楔压
6MWT	Six Minute Walk Test	6分钟步行试验
ATS	American Thoracic Society	美国胸科医师协会
TAPSE	Tricuspid Annular Plane Systolic Excursion	三尖瓣环收缩期位移
EI	Eccentricity Index	偏心指数
LVEDD	Left Ventricular End-Diastolic Dimension	左室舒张末期内径
RVEDD	Right Ventricular End-Diastolic Dimension	右室舒张末期内径
SVC	Superior Vena Cava	上腔静脉
IVC	Inferior Vena Cava	下腔静脉
RAP	Right Atrial Pressure	右房压
sPAP	systolic Pulmonary Artery Pressure	肺动脉收缩压
sRVP	systolic Right Ventricular Pressure	右室收缩压
RHC	Right Heart Catheteration	右心导管
mPAP	mean Pulmonary Artery Pressure	肺动脉平均压
CO	Cardiac Output	心输出量
CI	Cardiac Index	心指数
TGF-β	Transforming Growth Factor-Beta	转录生长因子-β
cDNA	complementary Deoxyribonucleic Acid	互补DNA
DNA	Deoxyribonucleic Acid	脱氧核糖核酸
EDTA	Ethylene Diamine Tetraacetic Acid	乙二胺四乙酸
PBS	Phosphate Buffered Saline	磷酸盐缓冲液
RNA	Ribonucleic Acid	核糖核酸
IQR	Inter-Quartile Range	四分位间距
ISP	Index Of Social Prestige	社会声望指数

SEI	Socioeconomic Index	社会经济指数
RR	Relative Risk	相对风险
HF	Heart Failure	心力衰竭
FPAH	Familial Pulmonary Arterial Hypertension	FPAH
NO	Nitric Oxide	一氧化氮
PASMCs	Pulmonary Artery Smooth Muscle Cells	肺动脉平滑肌细胞
cGMP	$3'-5'-$ cyclic Guanosine Monophosphate	环磷酸鸟苷
cAMP	cyclic Adenosine Monophosphate	环磷酸腺苷
NYHA	New York Heart Function Assessment	纽约心功能分级
FDA	Food and Drug Administration	食品药物管理局
BNP	Brain Natriuretic Peptide	脑钠肽
SR	Survival Rate	生存率
SVR	Systemic Vascular Resistance	体循环阻力
ICU	Intensive Care Unit	重症监护病房
EMEA	European Agency for the Evaluation of Medicinal Products	欧洲药品评价局
NAION	Nonarteritic Ischemic Optic Neuropathy	非动脉缺血性视网膜病

第1章
引 言

1.1 选题背景

肺动脉高压(pulmonary arterial hypertension,PAH)是一类以小型肌性肺动脉受累,以肺动脉压力(pulmonary artery pressure,PAP)和肺血管阻力(pulmonary vascular resistance,PVR)进行性升高为主要特征,最终导致右心衰竭甚至死亡(Rubin LJ,1993;Rubin LJ,1997)的疾病。其早期临床表现不明显,多以活动后气促、眩晕或晕厥、胸痛和咯血等为首发症状,如果未经正规治疗,平均生存时间少于 5 年(D'Alonzo GE,1991)。美国国立卫生研究院(National Institutes of Health,NIH)1981—1986 年注册登记研究报道,原发性肺高压(primary pulmonary hypertension,PPH)患者 1、3、5 年生存率分别为 68%、48% 和 34%(D'Alonzo GE,1991)。2007 年中国注册登记研究显示,我国肺动脉高压患者 1、2、3 年的生存率分别为 68%、56.9% 和 38.9%(Jing ZC,2007)。以上两个研究的入选患者均为未服用过波生坦、西地那非等新型靶向治疗药物的传统药物治疗患者,可见在传统药物治疗时期,肺动脉高压是一种严重威胁患者生命的疾病。

近年来，肺动脉高压的诊断和治疗均有很大的进步。目前国际公认右心导管检查是肺动脉高压诊断的金标准，肺动脉高压治疗药物除了抗凝药、利尿剂等传统治疗药物，还包括前列环素类药物（prostanoids）、5 型磷酸二酯酶抑制剂（phosphodiesterase type 5 inhibitor，PDE5i）和内皮素受体拮抗剂（endothelin receptor antagonist，ERAs）等新型靶向治疗药物（O'Callaghan DS，2011；Gali N，2009；Humbert M，2004；McLaughlin VV，2009）。先进的诊断技术和新型药物治疗策略，一定程度上提高了肺动脉高压患者的生存率（Humbert M，2010；Zhang R，2011；Benza RL，2010）。新药治疗时代，美国肺动脉高压患者 1 年生存率为 91.0%（95% 可信区间 89.9%～92.1%）（Benza RL，2010）；我国肺动脉高压患者 1 年和 3 年的生存率分别为 92.1% 和 75.1%（Zhang R，2011）。即便如此肺动脉高压患者仍然存在很高的死亡风险。

社会经济地位（socioeconomic status，SES）是一个用来衡量特定人体或群体社会地位的综合指标，其决定因素主要包括受正式教育的年限、收入、当前或时间最长的职业和社会状态等。尽管这些指标存在一定的联系，但它们不可互换且均能反映出社会经济地位不同特点。大量研究证实，社会经济地位越低，心血管及肺部疾病的发生率和死亡率越高（Prescott E，1999；Avendano M，2006；Shishehbor MH，2006；Salomaa V，2000；Najera-Ortiz JC，2008）。比如，一项随访 95 009 822（人·年）的多国多中心队列研究显示，30—59 岁的成人缺血性心脏病患者，社会经济较低者发生死亡的相对风险是较高者的 2 倍左右。然而，目前社会经济地位与肺动脉高压疾病严重程度和死亡的相关性，尚无相关报道。

近几十年，中国社会经济地位相关的健康和卫生保健不公平现象有所增加（Hanibuchi T，2010；Wu J，2004；Tang S，2008），大多数低收入人群没有医疗保险,或即便有医疗保险,其报销比例也相对较低(W L,2003)。肺动脉高压治疗费用相当昂贵。德国每年每个肺动脉高压患者平均医疗费用为 47 400 欧元(约为人民币 426 000 元,根据 2012 年×月×日汇率计算),这些资金大部分用于支付昂贵的靶向药物治疗费用(Wilkens H,2010)。法国肺动脉高压患者单个病人服用西地那非每年需花费 5 000 欧元~10 000 欧元(为人民币 45 000 元~900 000 元),服用波生坦每年需 45 000 欧元(约为人民币 405 000 元),而服用伊洛前列素需 70 000 欧元/年(约为人民币 630 000 元)(Hoeper MM,2004)。昂贵的治疗费用,给美国没有医疗保险的肺动脉高压患者带来了严重经济负担(Kirson NY,2011)。这种严重的、危及生命的、慢性疾病——肺动脉高压,在我国并没有被纳入大病补充医疗保险内。我国肺动脉高压患者治疗费用尽管没有欧美等发达国家的昂贵,但每年每人平均治疗费用至少也需人民币 5 000 元,部分患者治疗费用甚至高达 10 000 元人民币/(年·人),远远大于我国城镇居民每年家庭可支配收入(中国统计年鉴,2009)。这意味着我国肺动脉高压患者及其家庭,承受着非常沉重的经济负担。教育水平、职业因素与家庭收入息息相关,共同影响着个人健康状况和健康相关医疗保健服务质量及水平(Winkleby MA,1992)。因此我们推测,较低社会经济地位可能对肺动脉高压疾病严重程度和预后产生严重负面影响。

特发性肺动脉高压(idiopathic pulmonary arterial hypertension,IPAH)是肺动脉高压的常见类型(Humbert M,2001;Simonneau G,2009)。本研究拟探讨特发性肺动脉高压患者社会经济地位于其基线时疾病严重程度、临床恶化和死亡的相关性,以明确社会经济地位和肺动脉高压的关系。我们推测,较低社会经济地位特发性肺动脉高压患者基线时病情更严重,且其发生临床恶化,甚至死亡的风险更高。

1.2 研究内容、目的及意义

1.2.1 研究内容

（1）描述肺动脉高压患者社会经济地位基本情况。

（2）分析特发性肺动脉高压患者社会经济地位与其基线时疾病严重程度的相关性。

（3）分析特发性肺动脉高压患者社会经济地位与其总体生存率相关性，运用多因素多水平模型分析影响二者相关性的因素。

（4）分析特发性肺动脉高压患者社会经济地位与其无事件生存率的相关性，运用多因素多水平模型分析影响二者相关性的因素。

1.2.2 研究目的及意义

（1）明确肺动脉高压患者社会经济地位和其基线时疾病严重程度的相关性。

（2）明确肺动脉高压患者社会经济地位和其总体生存率及无事件生存率的相关性。

（3）目前，世界范围内尚无社会经济地位与肺动脉高压之间的关系的相关报道。本研究开创性地首次全面深入分析社会经济地位与肺动脉高压的关系，为进一步研究奠定基础，且研究结果可为政府医疗保障政策和临床医生二级预防策略提供参考和依据。

1.3 研 究 方 法

1.3.1 研究设计

本研究为前瞻性队列研究,入选 2007 年 1 月至 2011 年 7 月在同济大学附属上海市肺科医院心肺循环中心明确诊断且满足入选和排除标准的所有特发性肺动脉高压患者。入选患者需收集社会经济地位相关信息,年龄、性别、居住地等人口学基本信息,6 分钟步行距离(six-minute walk distance,6MWD)、世界卫生组织肺高压功能分级(World Health Orgnization function class,WHO FC)、心包积液、血流动力学参数等疾病严重程度相关信息,合并疾病和 *BMPR2*(bone morphogenetic protein type Ⅱ receptor)基因突变等危险因素相关信息,以及西地那非、伐地那非、波生坦等药物治疗相关信息。所有患者均需收集以上完整基线资料,并随访至 2011 年 11 月 1 日(见图 1 - 1)。

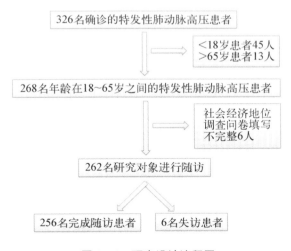

图 1 - 1 研究设计流程图

1.3.2 主要试剂及配置

（1）酚氯仿异戊醇	索莱宝公司,中国
（2）蛋白酶	Merck 公司,德国
（3）RNA 酶	Amresco 公司,美国
（4）PBS 干粉	中杉公司,中国
（5）无水乙醇（分析醇）	国药集团,上海
（6）细胞裂解液	赛驰公司,北京
（7）醋酸铵	国药集团,上海
（8）75％乙醇	国药集团,上海
（9）吸入用伊洛前列素（万他维）	拜耳公司,德国
（10）Big Dye terminator kit	ABI 公司,美国

1.3.3 主要仪器与设备

（1）Vivid7 Dimension 彩色多普勒（图 1-2）	通用电气公司,美国
（2）ABL800FLEX 血气分析仪（图 1-3）	雷度公司,美国
（3）Allura Xper FD20/20 DSA（图 1-4）	飞利浦公司,荷兰
（4）Swan-Gamz 漂浮导管	Edwards 生命科学有限公司,美国
（5）VigilangceII 连续心排量监测系统 VIG2E、70CC2、OM2E	Edwards 生命科学有限公司,美国
（6）MasterScreen CAPNO 肺功能检测系统	JAEGER 公司,德国

（7）MasterScreen PFT 肺功能检测　　　JAEGER 公司，德国
　　系统（图 1 - 5）

（8）MaserScreen Body 肺功能检测　　　JAEGER 公司，德国
　　系统

（9）万托林气雾剂　　　　　　　　　　葛兰素史克集团公司，英国

（10）倒计时器　　　　　　　　　　　天福，中国

（11）自动圈数计数器　　　　　　　　Blog，中国

（12）标记折返点的两个锥形标志　　　中国

（13）氧气袋　　　　　　　　　　　　神鹿，中国

（14）指末氧饱和度检测仪　　　　　　NPB - 40 型，泰科，美国

（15）血压计　　　　　　　　　　　　玉兔牌，医疗器械公司，上海

（16）除颤仪　　　　　　　　　　　　FC - 1760 型，福田公司，
　　　　　　　　　　　　　　　　　　北京

（17）心电图　　　　　　　　　　　　FX - 7402 型，福田公司，
　　　　　　　　　　　　　　　　　　北京

（18）－80℃ 超低温冰箱　　　　　　　MDF - U73A 型，sanyo，日本

（19）电热恒温水槽（37℃ 和 50℃）　　DK - 8AX 型，上海一恒
　　　　　　　　　　　　　　　　　　科技有限公司

（20）恒温振荡水浴锅（50℃）　　　　SHZ - B 型，跃进公司，上海

（21）冰冻离心机　　　　　　　　　　Thermo，美国

（22）微量紫外分光光度计　　　　　　NanoDrop 2000，Thermo，
　　　　　　　　　　　　　　　　　　美国

（23）DNA 测序分析仪　　　　　　　　ABI 3730，biosystem，加拿大

（24）EDTA 抗凝采血管　　　　　　　BD 公司，美国

（25）梯度 PCR 仪　　　　　　　　　　ABI Veriti 96 孔，Biosystem，
　　　　　　　　　　　　　　　　　　加拿大

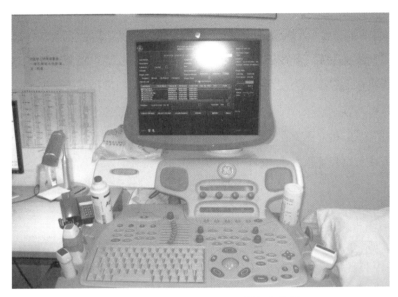

图 1－2　Vivid7 Dimension 彩色多普勒

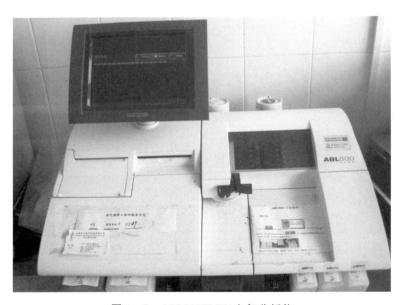

图 1－3　ABL800FLEX 血气分析仪

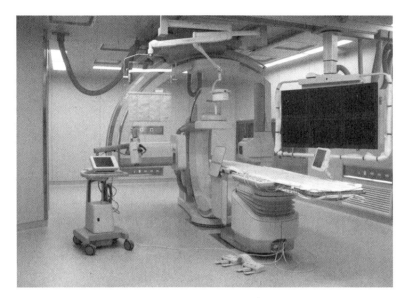

图 1-4　Allura Xper FD20/20 DSA

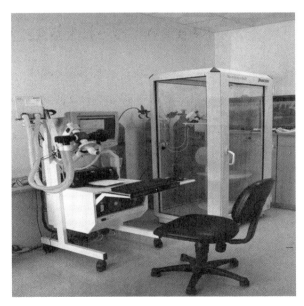

图 1-5　MasterScreen PFT 肺功能检测系统

1.3.4　研究对象的入选和排除标准

1.3.4.1　研究对象的入选标准

（1）2007 年 1 月至 2011 年 7 月在上海市肺科医院心肺循环科住院的患者，患有无自身免疫系统疾病、结缔组织病、门脉高压、先天性心脏病、血吸虫病、慢性溶血性贫血、肺静脉闭塞病、左心收缩或舒张功能不全、慢性阻塞性肺病、间质性肺病、睡眠呼吸障碍性疾病、肺泡低通气综合征、慢性高原病、慢性血栓性疾病、血管炎及甲状腺疾病等；具有肺高血压病、右心室增大或右心功能不全的症状和体征，如活动后气促、颈静脉怒张、心尖搏动弥散，叩诊心浊音界向左扩大，第二心音增强，肝大压痛和叩痛、肝颈静脉反流征阳性、下肢水肿等；心电图示肺性 P 波（P 波高高耸立，呈尖峰型）、电轴右偏（额面平均电轴≥＋90°）、右室肥大（RV1＋SV5≥1.05 mV）、胸前导联 T 波倒置，双向或低平，以及完全性或不完全性右束支传导阻滞等；胸片示心脏扩大（心胸比＞0.5）、右下肺动脉增宽（右下肺动脉直径≥15 mm），肺动脉扩张和周围肺纹理减少；超声心动图有右心增大，右室壁增厚，左心室受压呈"D"型，肺动脉增宽，三尖瓣大量反流，超声估测肺动脉收缩压增高＞36 mmHg（McLaughlin VV，2009；Galie N，2009），在静息状态下，右心导管测定肺动脉平均压≥25 mmHg，同时肺毛细管楔压（Pulmonary Capillary Wedge Pressure，PCWP）≤15 mmHg。

（2）年满 18 周岁且不超过 65 周岁患者。

（3）完成社会经济调查问卷基本调查，且基线资料完整。

（4）签署肺高压患者长期随访知情同意书。

1.3.4.2　研究对象的排除标准

（1）有明确病因的相关性肺动脉高压患者，如先天性心脏病、结缔组织病、药物毒物相关性肺动脉高压,肺静脉闭塞病和(或)肺毛细血管瘤样扩张,左心疾病相关性肺高压,与呼吸系统疾病和(或)缺氧相关的肺高压,慢性血栓栓塞性肺高压;

(2)年龄小于 18 周岁或大于 65 周岁;

(3)社会经济地位信息不完整或基线资料不完整;

(4)拒绝签署肺高压患者长期随访知情同意书。

1.3.5　社会经济地位测量方法

我们将社会经济地位调查问卷(附录 A)发给每名特发性肺动脉高压入选患者,收集入选患者受教育程度、职业、家庭年收入和医保报销水平(Clark AM,2009;Kaplan GA,1993)指标,并通过以下分级为每位患者评分,评估患者社会经济地位水平。

(1)受教育程度共分 3 个等级:小学至初中,包括初中和相同水平的技校毕业、肄业及在校学生(较低水平,1 分);高中,包括普通高中、职业高中及相同水平的技校毕业、肄业及在校学生(中等水平,2 分);大学专科或大学本科及以上学历者,包括大学本科、硕士研究生、博士研究生毕业、肄业及在校学生(较高水平,3 分)。

(2)职业包括农民、体力劳动者或失业者及类似水平从业人员(较低水平,1 分),商人和职员及类似从业水平者(中等水平,2 分)和教授、管理人员或政府职员及类似从业水平者(较高水平,3 分)。

(3)家庭年收入水平分为 5 个等级:低水平(家庭年收入<10 000元人民币,1 分),中低水平(家庭年收入在 10 001～30 000 元人民币之间,2 分),中等水平(家庭年收入在 30 001～50 000 元人民币之间,3分),中高水平(家庭年收入在 50 001～100 000 元人民币之间,4 分)和高等水平(家庭年收入>100 001 元人民币,5 分)。

(4)患者就医费用医保报销比例分为 4 个水平:无医保报销,全部自费(1分);有医保但报销比例小于30%(低水平,2分);有医保但报销比例在30%到80%之间(中等水平,3分);有医保且报销比例大于80%(高水平,4分)。

目前多数研究运用社会经济地位复合指数(socioeconomic status complex index,SES complex index),来综合评价个人的社会经济地位(Ezeamama AE,2006;Niu S,2009;Singh RB,1999;Reddy KK,2002)。本研究也采用此方法,社会经济地位复合指数为患者受教育程度、职业、家庭年收入和医保报销水平所得分数总和。

1.3.6　临床基线资料收集

入选患者在基线时必须提供人口统计学指标(如年龄、性别、居住地等),并进行身高和体重等测量;需明确是否有烟酒嗜好、有无冠心病、高血压、糖尿病、高脂血症、慢性肾功能衰竭、肺部疾病等慢性疾病病史;需明确患者基线时世界卫生组织肺高压功能分级以及首发症状到确诊时间;患者除需进行血常规、生化检查、心电图、胸片等常规检查外还需进行以下检查:

1.3.6.1　6分钟步行距离试验(Six-Minute Walk Test,6MWT)

6分钟步行距离试验是目前常用且很成熟的用于评价肺动脉高压、慢性心力衰竭患者运动能力、生活质量最重要的研究方法之一,其结果可帮助预测患者远期预后。

我们根据2002年美国胸科医师协会(American Thoracic Society,ATS)制定的标准化规范(美国胸科医师协会指南,2002)和我国2006年《中华心血管病杂志》发表的《六分钟步行距离试验的临床应用》(荆志成,2006)规范来进行6分钟距离试验。

在患者不存在禁忌证且周围安全设施准备充分的情况下进行。试验前患者需准备以下内容：① 穿舒适的衣服；② 穿合适的鞋子；③ 患者可使用习惯的行走辅助器（如拐杖、走路时用的支持物等）；④ 患者平时的医疗措施要继续进行，如吸氧；⑤ 试验前患者可根据需求少量增加饮食；⑥ 试验前 2 小时患者不要做剧烈运动。

医护人员需提前准备倒计时器或秒表、标记折返点的两个小锥形标志、一把便于沿走道推动的轮椅、检查结果记录表、氧源、血压计、电话和自动电击除颤器。试验过程中患者可自定行走速度，无需采用鼓励患者尽快行走或者加速的方法完成。

6 分钟步行距离试验过程中患者如果出现以下情况需立即停止试验：① 胸痛；② 难以忍受的呼吸困难；③ 下肢疼挛；④ 步履蹒跚；⑤ 冒虚汗；⑥ 面色苍白；⑦ 患者无法接受。

6 分钟步行距离试验除需记录 6 分钟步行距离，还需要记录试验前后患者血压、心率、指尖氧饱和度及 Borg 呼吸困难评分等指标。

1.3.6.2 超声心动图检查

超声心动图是筛查肺高压的首选方法。静息时超声心动图检测三尖瓣返流速度≤2.8 m/s，肺动脉收缩压低于 36 mmHg，没有其他肺高压征象者可排除肺高压；三尖瓣返流速度 2.9～3.4 m/s，肺动脉收缩压 37～50 mmHg，有或没有其他提示肺高压的征象者可能存在肺高压；三尖瓣返流速度＞3.4 m/s，肺动脉收缩压＞50 mmHg，有或没有其他提示肺高压的征象者极有可能存在肺高压（Galie N，2009）。此外，超声心动图还可反映右心结构和功能。右心室功能不全患者为右房和右室增大，左室内径正常或受压呈"D"型，右心室壁增厚，肺动脉增宽。临床上常用于反映右心功能的指标包括：三尖瓣环收缩期位移（Tricuspid Annular Plane Systolic Excursion，TAPSE）、左心室偏心指数（Eccentricity Index，EI）、右室 Tei 指数，下腔静脉塌陷指数，三尖瓣环收缩期速度等。超声心动图的价值不仅用于筛查肺高压,对于病情评价和预后评估也都具有重要意义。2009 年欧洲肺高压指南提出超声心动图显示心包积液或三尖瓣环收缩期位移<1.5 cm 提示肺高压患者预后较差(Galie N,2009)。

为保证检查的准确性及检查数据的可信性和可比性,所有超声心动图检查,均由一名经验丰富的主任医师在美国通用电气公司的 Vivid7 Dimension 彩色多普勒上操作。通过二维超声心动图测量左房、右房横径,左室舒张末内径(Left Ventricular End-Diastolic Dimension, LVEDD),右室舒张末内径(Right Ventricular End Diastolic Diameter, RVEDD)等。首先取胸骨旁左室长轴切面(舒张末期)测得左室舒张末内径,右室舒张末内径(大于 25 mm 明确诊断为右心扩大),取心尖四腔心切面(收缩末期)观察左、右房室内径及相互比例并测得右房横径和左右径,再通过剑突下切面观察上腔静脉(Superior Vena Cava,SVC)和下腔静脉(Inferior Vena Cava,IVC)内径,并根据下腔静脉内径、随呼吸变化来反映右房压(Right Atrial Pressure,RAP)。成人患者,下腔静脉靠近右房连接处内径≤18 mm,右房压=5 mmHg;下腔静脉内径>18 mm,呼气时下腔静脉内径塌陷≥50%,右房压=10 mmHg;下腔静脉内径>18 mm,呼气时,下腔静脉内径塌陷<50%,右房压=15 mmHg。右房压的估测也可根据右房大小来判断。右房正常大小时,右房压=5 mmHg;右房轻度增大时,右房压=10 mmHg;右房明显增大时,右房压=15 mmHg。最后,在彩色多普勒超声的指引下,通过心尖四腔心切面用连续波 Doppler 法(CW)根据三尖瓣反流频谱,获得三尖瓣最大反流速度,再根据简化 Bernoulli 方程($\Delta P = 4V2$,ΔP 为三尖瓣跨瓣压差,V 为最大返流速度)可求得右心室与右心房之间压差。若无右室流出道梗阻,肺动脉收缩压(systolic Pulmonary Artery Pressure,sPAP)与右心室收缩压(systolic Right Ventricular Pressure,sRVP)相似,即:

sPAP ＝sRVP＝RAP＋ΔP。

1.3.6.3 右心导管检查

右心导管检查(Right Heart Catheteration, RHC)是确诊和评估肺循环血流动力学指标的金标准,也是临床上分析病情轻重,判断疗效的重要方法。只有静息状态下肺动脉平均压≥25 mmHg 才可诊断肺高压。对于肺动脉高压患者,在右心导管检查过程中还可进行急性肺血管扩张试验,以筛选出少部分可长期使用钙通道阻滞剂治疗的阳性患者,避免钙通道阻滞剂的滥用。此外,右心导管检查所测血流动力学参数(包括肺动脉氧饱和度、右心房压、心输出量、肺血管阻力和急性肺血管扩张试验等)是患者预后评估的重要参考,部分研究提示肺血管阻力＞32 Wood 单位、动脉氧饱和度降低、收缩压低和心率增快的患者预后较差。

每名患者均需行右心导管检查明确诊断。本中心采用前臂静脉或颈内静脉穿刺(荆志成,2009),使用美国 Edwards 生命科学有限公司 Swan-Ganz 漂浮导管,并根据肺高血压诊断治疗指南肺动脉高压诊断标准,即肺动脉平均压(mean Pulmonary Artery Pressure, mPAP)≥25 mmHg,肺毛细血管楔压≤15 mmHg,结合疾病症状体征等诊断肺动脉高压(McLaughlin VV, 2009;Galie N, 2009)。本研究入选患者毛细血管楔压均小于等于 15 mmHg,无左心房室扩大。

导管操作步骤具体如下:患者平卧位,常规消毒铺巾,1%的利多卡因局部麻醉,经前臂正中静脉、贵要静脉、头静脉或颈内静脉进行穿刺,穿刺成功后,置入 J 型导丝,顺导丝置入 Edward 8F 血管鞘。经血管鞘插入 Swan-Ganz 漂浮导管经前臂静脉或颈内静脉-右心房-右心室-主肺动脉-右下肺动脉-小肺动脉,分别测定各处血流动力学数据(包括上腔静脉压、右房压、肺动脉压力、肺毛细血管楔压及体循环血压),抽取血液标本 1 ml 进行血气分析，其后将导管退至主肺动脉，用热稀释法测定心输出量（Cardiac Output，CO）。

心指数（Cardiac Index，CI）为心输出量除以体表面积获得；肺血管阻力通过（mPAP - PCWP）/CO 计算获得，并采用 Wood Unit 表示。

热稀释法测量心输出量主要根据示踪剂稀释技术的原理得来的。简单地说即向一个容器内加入一定量的示踪剂，待其与容器内的液体完全混合后，根据示踪剂的浓度计算容器内的液体含量。所以将一定量的示踪剂注射入血液循环，使其与血液充分混合，之后测定示踪剂的浓度，得出时间—浓度曲线，再根据微积分计算曲线下面积，从而计算心输出量。

计算心排血量通常使用冷盐水或者 5% 的葡萄糖作为示踪剂。使用尖端带有球囊的氯化聚乙烯飘浮导管，其尖端还要带有一个温度计，和一个距离尖端 25 cm 到 30 cm 的开口。将导管穿刺入静脉，然后送入肺动脉，这样就使其开口置于腔静脉或右房，而温度计在肺动脉。然后从导管的近端注入冷却的液体，并通过温度计记录温度变化。心排血量就通过热稀释法利用下列公式计算得出：

$$CO = \frac{(TB - TI) \times vol \times 60 \times 1.10 \times 0.825}{\int \Delta TB(t) dt}$$

其中 TB 为体温，TI 为注射剂温度，vol(ml) 为注射剂的体积，60 为 1 分钟的秒数，1.10 为普通盐水和血液所分别产生的特殊热和比重的比值，0.825 是纠正在导管内注射物被升温的经验值。方程的分母是在注射冷却液体的过程当中，血液温度变化的整数的积分，此积分值由曲线下面积反映出来。热稀释法相对便宜，简单易行，应用广泛，并且不需要抽血采样。它可以计算大多数患者的肺循环血流，如果不存在心内分流，此值与体循环血流相似。

1.3.7　*BMPR2* 突变检测

BMPR2 基因编码骨形成蛋白受体 II（Bone Morphogenetic Protein type II Receptor，BMPR2）。BMPR2 蛋白是转录生长因子 - β（Transforming Growth Factor-beta，TGF - β）信号超家族的一员，其可调节对胚胎发育、组织稳态起关键作用的细胞功能，并可抑制血管平滑肌细胞增殖而且诱导其凋亡。*BMPR2* 基因全长约 100 kb，上有 13 个外显子，其互补 DNA（complementary Deoxyribonucleic Acid，cDNA）长约 4 kb，编码的 BMPR2 蛋白含 1 038 个氨基酸。BMPR2 蛋白具有丝氨酸/苏氨酸激酶活性，能与膜结合受体 I 型形成异源二聚体，使后者磷酸化，激活 BMPR1 蛋白丝氨酸/苏氨酸激酶活性，磷酸化受体-应答蛋白（R - Smad），最终调控脱氧核糖核酸（Deoxyribonucleic Acid），DNA 转录（Lane KB，2000；Massague J，2000）。

目前研究发现约有 250 多个 *BMPR2* 基因突变与肺动脉高压有关。存在 *BMPR2* 基因突变患者发生肺动脉高压年龄小，病情严重，且预后较差（Deng Z，2000）。

1.3.7.1　血样的采集及保存

用乙二胺四乙酸（Ethylene Diamine Tetraacetic Acid，EDTA）抗凝的采血管收集研究对象外周静脉血 3～5 ml。血样经冰冻离心机 4℃ 2 500 rpm 离心 10 分钟后，吸取上层血浆，分装到 2 个 1.5 ml 离心管中。将含血浆的 1.5 ml 离心管和含血细胞的采血管分别记录和保存于 −80℃ 超低温冰箱中。

1.3.7.2　DNA 提取

① 将冻存的血细胞样本于 37℃ 水浴 2～3 分钟，待血样融化后用

1 000 ml 宽口枪头转移入 15 ml 离心管中;

② 加入磷酸盐缓冲液(Phosphate Buffered Saline,PBS)至 13 ml 清洗细胞后,室温 3 500 g 离心 15 分钟,弃上清后再用 PBS 清洗一次;

③ 弃上清,将沉淀重悬于 3 ml 细胞裂解缓冲液中,加入 1 mg/ml 的核糖核酸(ribonucleic acid,RNA)酶 100 μl(RNA 酶终浓度 20 ug/ml),37℃ 水浴 1 小时及以上;

④ 加入 20 mg/ml 的蛋白酶 K 25 μl(蛋白酶 K 总浓度 100 ug/ml)后,50℃ 缓慢振荡水浴 3 小时以上;

⑤ 冷却至室温,加入等体积 5 ml 酚氯仿异戊醇(pH8.0),温和混匀 10 分钟及以上,待乳浊液形成,室温 5 000 g 离心 15 分钟;

⑥ 宽口移液管转移水相至新的 15 ml 离心管中(约 4 ml),加入 0.2 倍水相体积的 10 mol/L 醋酸铵(约 0.8 ml)及 2 倍体积的无水乙醇(约 8 ml),上下倒置温和彻底混匀;

⑦ DNA 沉淀形成后,5 000 g 室温离心 5 分钟,收集沉淀;

⑧ 加入 75% 乙醇 2 ml 清洗,5 000 g 室温离心 5 分钟,收集沉淀后再用 75% 乙醇清洗一次;

⑨ 弃去乙醇,室温晾干 DNA,加入 TE 溶液 200 μl,于 4℃ 放置12～24 小时至 DNA 完全溶解。

1.3.7.3 DNA 浓度测定及测序准备

将 DNA 溶液充分混匀,应用微量分光光度计采用紫外吸收法测量 DNA 浓度和纯度。如果测得 OD 值,A260/280 的比值在 1.8～2.0 之间,A260/230 的比值大于 2 以上,提示 DNA 纯度佳。测得 DNA 的原液浓度,并将其分装至 2 个 1.5 ml 离心管中,同时吸出部分原液至新的 1.5 ml 离心管中并加 TE 将浓度稀释至 50 ng/μl 左右。将 DNA 原液和稀释液置于 $-80℃$ 冰箱中保存。

1.3.7.4 引物设计和 PCR 反应

根据 genebank 提供的人类 *BMPR2* 基因组序列,序列号为:(NM -001204.5)设计包括所有 13 个外显子,5′3′非翻译区,启动子区在内的引物(表 1 - 1)。

1.3.7.5 *BMPR2* 点突变检测

根据图 1 - 6 中显示测序流程图将已经提取好的 DNA 送测序。采用直接测序方法对 *BMPR2* 外显子和外显子/内含子交界区域进行序列分析。测序仪器为 ABI3730(CA,USA),测序主要试剂为 Big dye terminator kit(ABI,USA)。运用 ABI SeqScape Software,Version 2.5 分析结果和 *BMPR2* 参考序列(序列号 NM - 001204.5)进行对比。按照人类基因变异协会(http://www.hgvs.org/mutnomen/)推荐指南进行突变命名。此研究的基因突变序号以 cDNA 序列为基础,例如+1 代表翻译起始位点 ATG 的 A。

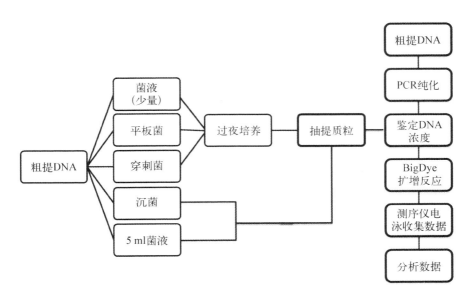

图 1 - 6 DNA 测序流程图

表1-1 BMPR2基因测序引物

外显子	正 义 引 物	反 义 引 物	退火温度
1	5′-CTTCGTCCTTCCCGGCCAGT-3′	5′-TGGCGAAGGGCAAGCACA-3′	63℃
2	5′-CAGTCATTTCAGGTAAGGAAAGT-3′	5′-TGAACAGAAGAACGTCATTGAA-3′	56℃
3	5′-TTGCAAAACTGTTTCATAGCTTA-3′	5′-GCTGGCATTACAGGCATGA-3′	56℃
4	5′-CATTTCCTTTGATGCAAAAACA-3′	5′-TTGAGGCTGGGTGTATTTTG-3′	59℃
5	5′-CTCCCAGAATTTGGCTTTCAT-3′	5′-AAATAGAAGCCCCAGGAGACA-3′	59℃
6	5′-TGGGTCTGGTAGGAGCTTCAT-3′	5′-TGGCCTCAAGTGATCCACCT-3′	59℃
7	5′-CCATCCCTTCCTCTCCTCTCT-3′	5′-TGTGAATTTTGAACCCACATGA-3′	59℃
8	5′-GAGTTGAAATTCCGATTTCTCT-3′	5′-ACCAAAGTGCTGGGATTACA-3′	55℃
9	5′-AATTTGCATCCTGCTGCTAA-3′	5′-TTAATGACATGGTTAGGGTCAA-3′	57℃
10	5′-TTTGTGGCATTAGGCAACTC-3′	5′-ATGTGCCTGAAGGGGATGAA-3′	57℃
11	5′-CCGTAATCCTTGAAGCCTAA-3′	5′-CATTGAACTATTAGGCTGGTTTA-3′	56℃
12-1	5′-GTGGGTAAAGCAAGCTAGAAC-3′	5′-ATGTACGTTTGGAAGAAAATGA-3′	55℃
12-2	5′-ATGGCCAGCTTGTTGCTCT-3′	5′-AGCTAGACCCAAAAGAAGTTGA-3′	58℃
12-3	5′-ATGTTGGCCAGGTTGGTCT-3′	5′-CTATCTGGCCAAAACAACCAA-3′	58℃
13	5′-TTAGCGAGACTAAACAAAAGTGC-3′	5′-TTTTCCTGGAAAAACATTGTCT-3′	57℃

1.3.7.6 *BMPR2* 大片段重排突变测定

运用 SALSA MLPA P093 HHT probe mix kit(MRC‐Holland BV)对 *BMPR2* 基因进行大片段重排测序。采用带有 GeneScan 和 GeneTyper 软件的 ABI 377 荧光分析器(Applied Biosystems，Warrington，uk；http：//www. appliedbiosystems. com/)分析样本。运用制造商网站(http：//www. mlpa. com)所提供的 Coffalyser 软件分析大片段重排突变。实验中选取无血缘关系 2 个正常人 DNA 样本作为对照。直接测序无 *BMPR2* 突变的肺动脉高压患者进行大片段重排分析。

1.3.8 终点事件确定

入选患者需门诊或电话随访,随访内容参见附录 B。本研究主要终点事件为任何原因引起的死亡;次要终点事件包括全因死亡、肺或心肺移植、因肺动脉高压加重住院或增加新的靶向治疗药物。通过随访需获得患者住院记录或死亡证明书。假设研究对象报告其因肺动脉高压加重住院则收集其相关的医疗记录(包括医疗史、体格检查、实验室检查及既往诊断);如果研究对象死亡,则收集其相关病历信息或从其家人处获得相应信息。所有信息将同时由 2 名上海市肺科医院心肺循环科医生分别独立进行分析病情加重及死亡原因,如有争议,另请上级研究者一起协商。

1.3.9 统计分析方法

1.3.9.1 基本信息统计

本研究中,将受教育水平、职业、家庭年收入和治病费用医保报销比例评分之和,即社会经济地位复合指数,根据研究对象人数的分布情况,划分为 3 组:复合指数≤5 分($n=73$ 人),6~7 分($n=90$ 人),以及≥8 分($n=99$ 人)。社会经济地位复合指数频数分布如图 1‐7 所示。

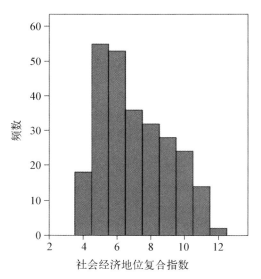

图 1 - 7　社会经济地位复合指数频数分布

基线特征分析中,计量资料符合正态分布用均数±标准差(mean±sd)描述,若不符合正态分布用中位数(四分位间距)[median(Inter-Quartile Range,IQR)]来描述;计数资料用个数(率)[(n%)]来描述。不同性别和不同社会经济地位组间比较,计量资料,若所有组内数据均符合正态分布采用独立样本 t 检验(Student's t test)或单向方差分析 one-way ANOVA 的方法进行统计学分析;若部分组内数据不符合正态分布或所有组内数据均不符合正态分布采用非参数统计 Mann-Whitney U 检验或 Krusakal-Wallis 检验的方法进行统计学分析。计数资料采用 linear-by-linear Association χ^2 检验或 Fisher 精确 χ^2 检验分析。

1.3.9.2　社会经济地位复合指数与基线肺动脉高压严重程度相关性分析

由于社会经济地位复合指数为从 4 到 12 的整数,需采用 Spearman 相关性分析方法计算总体患者和男女亚组患者内社会经济地位复合指数和世界卫生组织肺高压功能分级、6 分钟步行距离、右房平均压、肺动脉平均压、肺血管阻力和心指数的相关性。如果结果显示 $P<0.05$，相关系数 $R<0.4$ 提示相关性弱，0.4~0.7 之间为中度相关，>0.7 为高度相关。

1.3.9.3　研究人群生存率估计

采用 Kaplan-Meier 分析方法，估算研究对象总体及各社会经济地位组的生存率及无事件生存率，并绘制生存曲线。分析生存率时患者随访时间计算方法为：随访期间死亡患者，随访时间为特发性肺动脉高压确诊时间到患者死亡时间；随访期间存活患者，随访时间为确诊时间到随访截止日期的时间，即 2011 年 11 月 1 日；随访期间失访患者，随访时间为确诊时间到最后一次随访到此患者的时间，并设定患者为存活状态。

分析无事件生存率时，患者随访时间计算方法为：随访期间有临床恶化事件发生患者，随访时间为明确诊断到临床恶化事件发生的时间；随访期间无临床恶化事件发生患者，随访时间为确诊到随访截止日期的时间，即 2011 年 11 月 1 日；随访期间失访患者，随访时间为确诊时间到最后一次随访到此患者的时间，并设定患者为无临床恶化事件发生状态进行生存分析。如果同一个观察对象随访期间发生多次临床恶化事件，则以患者最早一次发生的恶化事件的时间作为终止事件时间。

采用 Kaplan-Meier 生存分析法中的 log-rank 检验方法中的线性趋势检验验证社会经济地位水平与生存率和无事件生存率是否存在显著的线性趋势，并绘制生存曲线图。

1.3.9.4　社会经济地位对死亡风险的影响

采用单因素 Cox 比例风险模型分析研究对象基本信息、临床指标和治疗等对生存率的影响，以明确社会经济地位与预后相关性之间的介导或混杂因素。单因素分析以死亡为终点，所有基线指标为自变量逐一进行 Cox 回归分析。单因素分析中 P 小于 0.2 的变量，或者 P 大于 0.2 但是我们通常认为比较重要的变量需纳入多因素 Cox 比例风险回归模型中进行进一步分析筛选。最终根据变量纳入模型对社会经济地位 β 系数的影响程度决定社会经济地位影响生存率的主要介导或混杂因素。如果加入一个变量进入模型中，社会经济地位的 β 系数改变大于等于 15%，则此变量需保留在最终模型中；如果加入变量对社会经济地位 β 系数影响不大（<15%），则此变量不是社会经济地位和预后关系中的介导或混杂因素，不需要纳入最终模型中；年龄、性别这两个重要的变量虽然对社会经济地位 β 系数的影响不大，但也需强行加入最终模型中。例如，经过反复计算，此研究筛选出的最终变量有年龄、性别、世界卫生组织肺高压功能分级、肺血管阻力及患者诊断后的药物治疗情况（包括 5 型磷酸二酯酶抑制剂、内皮素受体拮抗剂和前列环素类治疗药物），其中世界卫生组织肺高压功能分级和肺血管阻力为与肺高压基线疾病严重程度密切相关的、筛选获得的变量，则下一步回归分析如下：

采用 Cox 比例风险回归模型分别估计不同社会经济地位组对肺动脉高压死亡风险的影响。协变量校正分为三个水平，第一个水平仅调整研究对象的基线年龄和性别；第二个水平调整研究对象基线年龄、性别、世界卫生组织肺高压功能分级和肺血管阻力；第三个水平调整研究对象基线年龄、性别、世界卫生组织肺高压功能分级、肺血管阻力以及患者诊断后的药物治疗情况（包括 5 型磷酸二酯酶抑制剂、内皮素受体拮抗剂和前列环素类治疗药物）。三个水平校正除运用多因素 Cox 比例风险回归分析计算出社会经济地位的比例风险（Hazard Ratios，HRs）和其 95% 可信区间（Confidence Intervals，CIs），还运用校正后组间预后比较方法（corrected group prognosis method）（Ghali WA，2001）绘制出校正后生存曲线。

社会经济地位分组以哑变量形式纳入不同模型,以较高社会经济地位患者为参考,分别评估较低社会经济地位患者和中等社会经济地位患者相对的死亡风险比和 95% 可信区间。

亚组分析基于观察对象性别进行。仍采用 Cox 比例风险回归模型,经过单因素 Cox 回归模型、变量筛选后,进一步采用多因素 Cox 回归模型经三阶段调整。在调整其他混杂因素后,分别估计各亚组人群中,社会经济地位对肺动脉高压生存的影响。

敏感性分析是在排除随访期第一个季度死亡的观察对象,经过单因素 Cox 回归模型、变量筛选后,进一步采用多因素 Cox 回归模型经三阶段校正。根据结果一致性判断研究的敏感性和稳定性。具体分析方法同上。

1.3.9.5　社会经济地位复合指数对临床恶化风险的影响

社会经济地位复合指数对临床恶化风险的影响也同样采用单因素 Cox 比例风险模型初步筛选需纳入多因素 Cox 比例风险模型中分析的变量;再根据加入或剔出某变量社会经济地位 β 系数的改变水平及变量的重要性筛选中最终纳入模型的,与社会经济地位复合指数和临床恶化风险显著相关的介导或混杂变量。最终筛选出的变量也需包括年龄、性别、与基线时肺高压疾病严重程度密切相关的变量,以及患者诊断后的药物治疗情况(包括 5 型磷酸二酯酶抑制剂、内皮素受体拮抗剂和前列环素类治疗药物)。

采用 Cox 比例风险模型分别估计不同社会经济地位组对肺动脉高压临床恶化风险的影响。对协变量调整分为三个阶段,具体调整方法与社会经济地位复合指数对死亡风险的调整方法相似,即分为基本人口学特征、与基线时肺高压疾病严重程度密切相关的变量和治疗三个水平逐步校正,且也附有校正后的生存曲线,以较高的社会经济地位组为参照组。

亚组分析基于观察对象性别进行。仍采用 Cox 比例风险回归模型,具体方法与社会经济地位对肺动脉高压生存的影响研究方法相似。

敏感性分析中,排除了随访期第一个季度出现临床恶化事件的观察对象。仍采用 Cox 比例风险回归模型,在校正其他混杂因素后,分别估计各亚组人群中,社会经济地位对肺动脉高压生存的影响,根据结果的一致性判断研究的敏感性和稳定性,具体方法同前。

第2章

研究结果

2.1 研究人群基线特征及背景资料

2.1.1 研究人群基线特征描述

本研究总共入选262名特发性肺动脉高压患者。研究人群平均年龄为36.1 ± 12.0岁,中位数年龄为33岁(四分位间距为27～45岁),其中71%为女性,56.1%来自中国南方。仅有少数患者患有冠状动脉粥样硬化性心脏病(0.8%)、糖尿病(1.1%)、高血压(9.9%)、高脂血症(1.1%)和慢性肾功能不全(0.8%)等合并疾病。90%左右患者规律服用靶向治疗(包括西地那非、伐地那非、波生坦、贝前列素钠和伊洛前列素)药物,30%左右患者参加过肺动脉高压相关的临床试验。约半数(47.3%)患者受教育程度在高中以下,56.5%的患者家庭年收入少于30 000元人民币。大多数患者(88.9%)医保报销比例小于30%,且患者中有71.0%为失业者,农民或者体力劳动者。

表2-1显示女性与男性研究对象在年龄($P=0.29$)、体重指数($P=0.24$)、居住地分布($P=0.32$)、合并疾病(P为0.42～1.00)、6分钟步行距离($P=0.27$)、世界卫生组织肺高压功能分级($P=0.15$)、血流

动力学参数[右房平均压($P=0.34$),肺动脉平均压($P=0.14$),肺血管阻力($P=0.39$)和心指数($P=0.74$)]、首发症状到诊断的时间($P=0.70$)、$BMPR2$ 基因突变率($P=0.43$)及靶向药物治疗方面[5 型磷酸二酯酶抑制剂($P=1.00$),内皮素受体拮抗剂($P=0.71$)和前列环素类化合物($P=0.16$)]均无明显差异。

较男性患者而言,女性患者吸烟($P<0.001$)与饮酒($P<0.001$)的比例较低,且应用伊洛前列素治疗($P=0.005$)的比例较低(表 2-1)。此外,更多的女性患者(74.2% vs 63.2%)无业,或从事农民、体力劳动以及其他类似职业,且女性患者中(0% vs 5.3%)政府职员或管理人员所占比例较少($P=0.005$,图 2-1),但女性患者与男性患者的受教育水平、家庭年收入和医保报销比例没有统计学差异(图2-2,图 2-3 和图 2-4)。

表 2-1　研究对象基线特征

变　量		性　别		P 值
		男　性	女　性	
人数(n)		76(29.0)	186(71.0)	
年龄(岁)		34.8±12.0	36.6±12.0	0.29
体重指数(kg/m²)		22.4±3.4	21.9±3.2	0.24
居住地(n,%)	北方	37(48.7)	78(41.9)	0.32
	南方	39(51.3)	108(58.1)	
吸烟(n,%)		17(22.4)	2(1.1)	<0.001
饮酒(n,%)		7(9.2)	0(0.0)	<0.001
合并症(n,%)	冠状动脉疾病	1(1.3)	1(0.5)	0.50
	糖尿病	1(1.3)	2(1.1)	1.00
	高血压	7(9.2)	19(10.2)	0.81
	高脂血症	1(1.3)	2(1.1)	1.00
	慢性肾功能不全	1(1.3)	1(0.5)	0.50
	肥胖(体重指数≥30 kg/m²)	1(1.3)	3(1.6)	1.00
	慢性肺部疾病	3(3.9)	4(2.2)	0.42

续　表

变　量		性　别		P 值
		男　性	女　性	
6 分钟步行距离(米)		377.0±104.6	361.4±103.1	0.27
WHO 肺高压功能分级(n,%)	Ⅰ和Ⅱ级	34(44.7)	54(29.0)	0.15
	Ⅲ和Ⅳ级	42(55.3)	132(71.0)	
首发症状到确诊时间(月)*		24.0(9.5,59.0)	24.0(9.0,48.0)	0.70
BMPR2 突变(n,%)		20(26.3)	29(15.6)	0.43
心包积液(n,%)		19(25.0)	37(19.9)	0.36
血流动力学指标	右房平均压(mmHg)	8.4±6.1	7.7±5.6	0.34
	肺动脉平均压(mmHg)	65.6±17.7	62.2±13.4	0.14
	肺血管阻力(Wood units)	15.9±7.3	16.8±7.6	0.39
	心指数(L/min/m²)	2.3±0.9	2.4±0.8	0.74
急性肺血管试验阳性(n,%)		4(5.3)	6(3.2)	0.44
靶向药物治疗(n,%)	5 型磷酸二酯酶抑制剂	49(64.5)	120(64.5)	1.00
	西地那非	36(47.4)	90(48.4)	0.88
	伐地那非	13(17.1)	30(16.1)	0.85
	内皮素受体拮抗剂(波生坦)	14(18.4)	38(20.4)	0.71
	前列腺素类化合物	14(18.4)	22(11.8)	0.16
	伊洛前列素	10(13.2)	7(3.8)	0.005
	贝前列素钠	5(6.6)	15(8.1)	0.68
	联合治疗	20(26.3)	39(21.0)	0.35
未行靶向治疗(n,%)		10(13.2)	21(11.3)	0.67
临床试验(n,%)		25(32.9)	58(31.2)	0.79

* 为中位数(四分位数间距)。

WHO= World Health Organization;*BMPR2*=bone morphogenetic protein type Ⅱ receptor.

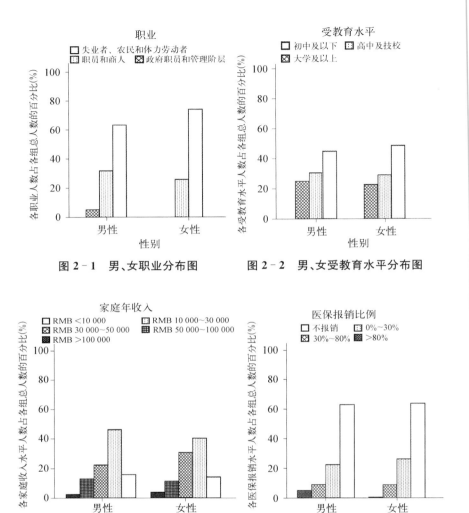

图 2－1　男、女职业分布图　　图 2－2　男、女受教育水平分布图

图 2－3　男、女家庭年收入分布图　　图 2－4　男、女医保报销比例分布图

2.1.2　不同社会经济地位组间基线比较

表 2－2 显示不同社会经济地位组间基线情况。不同社会经济地位组患者年龄（$P＝0.65$）、性别（$P＝0.96$）、体重指数（$P＝0.35$）和居住地（$P＝0.19$）相似。各组间冠状动脉粥样硬化性心脏病（$P＝1.00$）、糖尿病

($P=0.86$)、高血压($P=0.38$)、高脂血症($P=0.99$)和慢性肾脏疾病
($P=1.00$)等合并疾病均非常少见且三组间无统计学差异。肥胖患者
较常见于较高社会经济地位组(4%),但比例也非常小,且三组间也无统
计学意义($P=0.99$)。随着社会经济地位增高,患者 6 分钟步行距离有
逐渐增加趋势($P=0.29$),世界卫生组织肺高压功能分级($P=0.18$)有
逐渐增高趋势,但三组差异并未达到统计学检验显著水准。各组的首发
症状到诊断中位时间大致相同($P=0.47$),且右房平均压($P=0.29$)、肺
动脉平均压($P=0.56$)、肺血管阻力($P=0.37$)、心指数($P=0.56$)等血
流动力学参数相似,但是急性肺血管试验阳性患者较常见于较高社会经
济地位组($P=0.03$)。

表 2-2　不同社会经济地位组间基线特征

变　量		社会经济地位			P 值[†]
		低	中	高	
人数(n)		73	90	99	
年龄(岁)		35.0±11.4	36.2±12.7	36.7±11.9	0.65
性别(n,%)		51(69.9)	67(74.4)	68(68.7)	0.96
体重指数(kg/m^2)		21.7±2.8	21.9±3.1	22.4±3.7	0.35
居住地 (n,%)	北方	38(52.1)	36(40.0)	41(41.4)	0.19
	南方	35(47.9)	54(60.0)	58(58.6)	
吸烟(n,%)		6(8.2)	6(6.7)	7(7.1)	0.93
饮酒(n,%)		2(2.7)	1(1.1)	4(4.0)	0.54
合并症 (n,%)	冠状动脉疾病	0(0.0)	0(0.0)	2(2.0)	1.00
	糖尿病	1(1.4)	1(1.1)	1(1.0)	0.86
	高血压	6(8.2)	8(8.9)	12(12.1)	0.38
	高脂血症	0(0.0)	0(0.0)	3(3.0)	0.99
	慢性肾功能不全	0(0.0)	0(0.0)	2(2.0)	1.00
	肥胖(体重指数≥ 30 kg/m^2)	0(0.0)	0(0.0)	4(4.0)	0.99
	慢性肺部疾病	1(1.4)	4(4.4)	2(2.0)	0.88

续　表

变　量		社会经济地位			P 值[†]
		低	中	高	
6 分钟步行距离（米）		353.4±99.0	363.0±105.9	377.8±104.4	0.29
WHO肺高压功能分级(n,%)	Ⅰ 和 Ⅱ 级	20(27.4)	31(34.4)	37(37.4)	0.18
	Ⅲ 和 Ⅳ 级	53(72.6)	59(65.6)	62(62.6)	
首发症状到确诊时间（月）*		25.0 (8.0,43.0)	24.0 (12.0,61.0)	24.0 (8.0,48.0)	0.47
BMPR2 突变(n,%)		15(20.5)	20(22.2)	14(14.1)	0.80
心包积液(n,%)		23(31.5)	13(14.4)	20(20.2)	0.74
血流动力学指标	右房平均压(mmHg)	8.7±5.9	7.3±5.7	7.8±5.6	0.29
	肺动脉平均压（mmHg）	64.8±12.9	62.6±15.4	62.5±15.7	0.56
	肺血管阻力（Wood units）	17.5±7.7	16.6±7.7	15.9±7.2	0.37
	心指数(L/min/m²)	2.3±0.8	2.3±0.8	2.4±0.9	0.56
急性肺血管试验阳性(n,%)		0(0.0)	3(3.3)	7(7.1)	0.03
靶向药物治疗(n,%)	5 型磷酸二酯酶抑制剂	47(64.4)	56(62.2)	66(66.7)	0.72
	西地那非	34(46.6)	41(45.6)	51(51.5)	0.49
	伐地那非	13(17.8)	15(16.7)	15(15.2)	0.64
内皮素受体拮抗剂（波生坦）		8(11.0)	17(18.9)	27(27.3)	0.009
前列腺素类化合物		7(9.6)	12(13.3)	17(17.2)	0.90
伊洛前列素		4(5.5)	6(6.7)	7(7.1)	0.68
贝前列素钠		8(11.0)	5(5.6)	7(7.1)	0.39
联合治疗		11(15.1)	21(23.3)	27(27.3)	0.06
未行靶向治疗(n,%)		9(12.3)	13(14.4)	9(9.1)	0.47
临床试验(n,%)		26(35.6)	25(27.8)	32(32.3)	0.71

　* 为中位数（四分位数间距）。

　WHO= World Health Organization；BMPR2 = bone morphogenetic protein type Ⅱ receptor.

各社会经济地位组患者均有 90% 左右服用靶向药物治疗（$P=$ 0.47）。因社会经济地位分组是根据患者受教育水平、职业、家庭年收入和医保报销比例综合划分的,因此不同社会经济地位患者间这些指标均具有显著性差异（$P<0.001$,图 2-5,图 2-6,图 2-7 和图 2-8）。

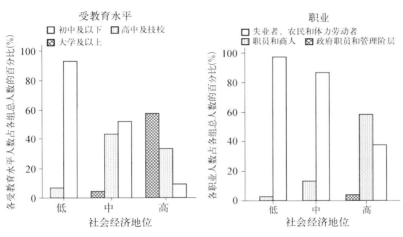

图 2-5　不同社会经济地位组
受教育水平分布图

图 2-6　不同社会经济地位组
职业分布图

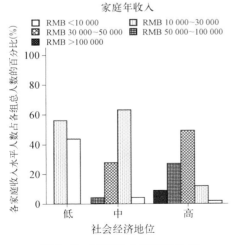

图 2-7　不同社会经济地位组
家庭年收入分布图

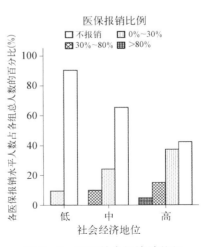

图 2-8　不同社会经济地位组
医保报销比例分布图

表2-3、图2-9和图2-10显示男性和女性亚组中,不同社会经济地位患者基线情况。由结果可见,除各社会经济地位组间患者受教育水平、职业、家庭年收入和医保报销比例有显著性差异,其他差异均未达到统计学意义,但男性患者不同社会经济地位组间首发症状到诊断的时间

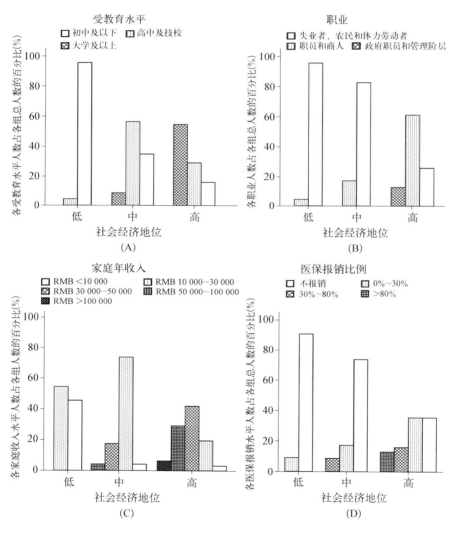

图2-9　男性不同社会经济地位组受教育水平(A)、职业(B)、
　　　　家庭年收入(C)和医保报销比例(D)分布图

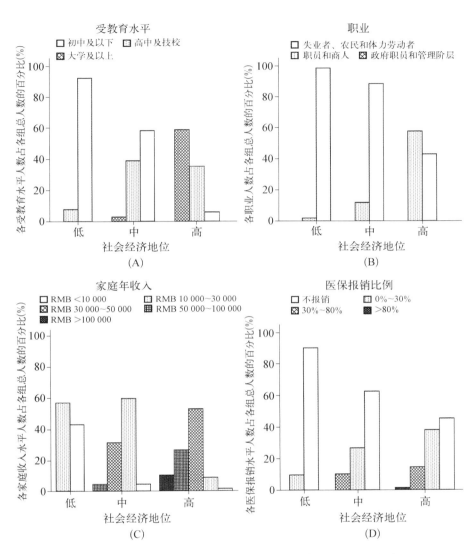

图 2‑10　女性不同社会经济地位组受教育水平(A)、职业(B)、家庭年收入(C)和医保报销比例(D)分布图

相对差异较大($P=0.06$);女性患者不同社会经济地位组间 6 分钟步行距离($P=0.06$)、WHO 肺高压功能分级($P=0.07$)及心包积液($P=0.06$)等指标相对差异较大。

表 2－3 男性和女性亚组不同社会经济地位组间基线特征

变量	男性患者，社会经济地位			P 值[†]	女性患者，社会经济地位			P 值[†]
	低	中	高		低	中	高	
人数（n）	22	23	31		51	67	68	
年龄（岁）	33.5±10.1	34.4±11.5	36.1±13.8	0.72	35.7±12.0	36.8±13.1	37.0±11.0	0.82
体重指数（kg/m²）	22.4±2.9	22.2±3.6	22.5±3.6	0.97	21.4±2.7	21.8±2.9	22.4±3.8	0.25
居住地（n，%）				0.70				0.18
北方	10(45.5)	14(60.9)	13(41.9)		28(54.9)	22(32.8)	28(41.2)	
南方	12(54.5)	9(39.1)	18(58.1)		23(45.1)	45(67.2)	40(58.8)	
吸烟（n，%）	5(22.7)	5(21.7)	7(22.6)	1.00	1(2.0)	1(1.5)	0(0.0)	0.33
饮酒（n，%）	2(9.1)	1(4.3)	4(12.9)	0.58	0(0.0)	0(0.0)	0(0.0)	
合并症（n，%）								
冠状动脉疾病	0(0.0)	0(0.0)	1(3.2)	1.00	0(0.0)	0(0.0)	1(1.5)	1.00
糖尿病	0(0.0)	1(4.3)	0(0.0)	0.89	1(2.0)	0(0.0)	1(1.5)	0.87
高血压	3(13.6)	0(0.0)	4(12.9)	0.94	3(5.9)	8(11.9)	8(11.8)	0.32
高脂血症	0(0.0)	0(0.0)	1(3.2)	1.00	0(0.0)	0(0.0)	2(2.9)	1.00

续　表

变量	男性患者·社会经济地位			P值[†]	女性患者·社会经济地位			P值[†]
	低	中	高		低	中	高	
慢性肾功能不全	0(0.0)	0(0.0)	1(3.2)	1.00	0(0.0)	0(0.0)	1(1.5)	1.00
肥胖（体重指数≥30 kg/m²）	0(0.0)	0(0.0)	1(3.2)	1.00	0(0.0)	0(0.0)	3(4.4)	1.00
慢性肺部疾病	0(0.0)	2(8.7)	1(3.2)	0.65	1(2.0)	2(3.0)	1(1.5)	0.82
6分钟步行距离（米）	389.8± 74.6	376.8± 103.4	368.0± 124.1	0.76	337.6± 104.6	358.3± 107.1	382.3± 94.8	0.061
WHO肺高压功能分级(n,%)				0.78				0.07
I 和II级	10(45.5)	11(47.8)	13(41.9)		10(19.6)	20(29.9)	24(35.3)	
III 和IV级	12(54.5)	12(52.2)	18(58.1)		41(80.4)	47(70.1)	44(64.7)	
首发症状到确诊时间（月）*	12.0 (4.0~32.0)	39.0 (12.5~67.5)	24.0 (12.5~53.5)	0.06	28.0 (10.0~57.0)	24.0 (11.5~49.5)	23.0 (7.0~47.5)	0.69
BMPR2突变(n,%)	7(31.8)	6(26.1)	7(22.6)	0.46	8(15.7)	14(20.9)	7(10.3)	0.79
心包积液(n,%)	6(27.3)	5(21.7)	8(25.8)	0.98	17(33.3)	8(11.9)	12(17.6)	0.06
血流动力学指标								
右房平均压(mmHg)	8.0±4.3	9.0±6.7	8.4±6.8	0.86	9.1±6.6	6.8±5.3	7.5±5.1	0.08
肺动脉平均压(mmHg)	64.8±16.7	68.3±16.0	64.2±19.9	0.68	64.8±11.0	60.7±14.8	61.8±13.6	0.25

续 表

变量	男性患者，社会经济地位			P值[†]	女性患者，社会经济地位			P值[†]
	低	中	高		低	中	高	
肺血管阻力（Wood units）	15.2±6.9	16.8±6.4	15.9±8.3	0.74	18.5±7.9	16.5±8.2	15.9±6.7	0.15
心指数（L/min/m²）	2.4±0.6	2.1±0.6	2.5±1.2	0.41	2.3±0.8	2.4±0.8	2.4±0.8	0.83
急性肺血管试验阳性（n,%）	0(0.0)	0(0.0)	4(12.9)	1.00	0(0.0)	3(4.5)	3(4.4)	0.22
靶向药物治疗（n,%）								
5型磷酸二酯酶抑制剂	13(59.1)	14(60.9)	22(71.0)	0.36	34(66.7)	42(62.7)	44(64.7)	0.85
西地那非	10(45.5)	9(39.1)	17(54.8)	0.45	24(47.1)	32(47.8)	34(50.0)	0.38
伐地那非	3(13.6)	5(21.7)	5(16.1)	0.87	10(19.6)	10(14.9)	10(14.7)	0.49
内皮素受体拮抗剂（波生坦）	2(9.1)	7(30.4)	5(16.1)	0.63	6(11.8)	10(14.9)	22(32.4)	0.005
前列腺素类化合物	3(13.6)	4(17.4)	7(22.6)	0.41	8(15.7)	7(10.4)	7(10.3)	0.39
伊洛前列素	3(13.6)	3(13.0)	4(12.9)	0.94	1(2.0)	3(4.5)	3(4.4)	0.51
贝前列素钠	1(4.5)	1(4.3)	3(9.7)	0.44	7(13.7)	4(6.0)	4(5.9)	0.15
联合治疗	3(13.6)	8(34.8)	9(29.0)	0.26	8(15.7)	13(19.4)	18(26.5)	0.15
未行靶向治疗（n,%）	4(18.2)	2(8.7)	4(12.9)	0.63	5(9.8)	11(16.4)	5(7.4)	0.58
临床试验（n,%）	9(40.9)	7(30.4)	9(29.0)	0.38	17(33.3)	18(26.9)	23(33.8)	0.89

* 为中位数（四分位数间距）。WHO＝World Health Organization；BMPR2＝bone morphogenetic protein type Ⅱ receptor.

2.2　社会经济地位复合指数与基线肺动脉高压严重程度相关性分析

表 2－4 中显示总体患者中世界卫生组织肺高压功能分级（$R=-0.109, P=0.078$）、6 分钟步行距离（$R=0.119, P=0.054$）、肺动脉平均压（$R=-0.115, P=0.063$）和肺血管阻力（$R=-0.113, P=0.067$）与社会经济地位复合指数虽没有显著相关性，但 P 值接近 0.05；女性亚组中世界卫生组织肺高压功能分级（$R=-0.202, P=0.006$）、6 分钟步行距离（$R=0.181, P=0.013$）和肺血管阻力（$R=-0.148, P=0.045$）与社会经济复合指数有弱相关（$P<0.05$）；其他均未见相关性。

表 2－4　总体患者以及性别亚组社会经济地位复合指数与肺动脉高压临床指标的相关性

	总体患者		男性患者		女性患者	
	R 值	P 值	R 值	P 值	R 值	P 值
WHO 肺高压功能分级	−0.109	0.078	0.049	0.671	−0.202	0.006
6 分钟步行距离	0.119	0.054	0.004	0.976	0.181	0.013
右房平均压	−0.013	0.836	0.047	0.686	−0.045	0.542
肺动脉平均压	−0.115	0.063	−0.138	0.234	−0.101	0.170
肺血管阻力	−0.113	0.067	−0.049	0.674	−0.148	0.045
心指数	0.047	0.452	−0.025	0.828	0.082	0.268

WHO= World Health Organization.

2.3 研究人群生存率估计

2.3.1 研究人群生存率

患者随访人年数为 517.5（人·年），中位数随访时间为 21 个月（四分位间距 10～35 个月）。随访期间 64 人死亡，其中 62 人为心（肺）源性死亡。死亡患者中有男性 18 名和女性 46 名。患者 1、2、3 年总体生存率分别为 84.8%、75.1% 和 70.2%（图 2 - 11）。

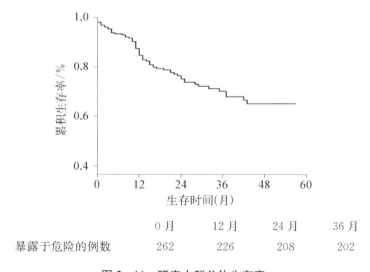

	0 月	12 月	24 月	36 月
暴露于危险的例数	262	226	208	202

图 2 - 11 研究人群总体生存率

随访期间患者首次发生临床恶化事件记录为无事件生存率的随访截止点，有 105 人发生临床恶化事件，包括 40 名加重住院患者，26 名增加靶向治疗药物或剂量患者和 39 名死亡患者。没有患者在随访期间接受肺或心肺移植。发生临床恶化事件的患者中男性患者 27 名和女性患者 78 名，其中加重住院、增加靶向治疗药物或剂量和死亡患者分别为

10 和 30 人、8 和 18 人及 9 和 30 人。患者 1、2、3 年无事件生存率分别
为 73.5%、61.5% 和 50.6%(图 2 - 12)。

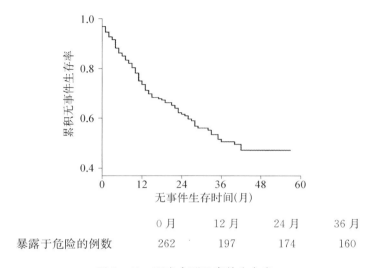

	0 月	12 月	24 月	36 月
暴露于危险的例数	262	197	174	160

图 2 - 12　研究人群无事件生存率

2.3.2　不同社会经济地位组生存率比较

较低社会经济地位组 1、2、3 年总体生存率分别为 73.7%、56.7%
和 49.8%;中等社会经济地位组 1、2、3 年总体生存率分别为 87.8%、
77.8% 和 70.6%;较高社会经济地位组 1、2、3 年总体生存率分别为
90.9%、86.7% 和 84.8%。社会经济地位与肺动脉高压患者的总体生
存率明显相关,随着社会经济地位增高,肺动脉高压患者总体生存率明
显提高,中位生存时间显著延长(log-rank 趋势 $P < 0.001$)。而且,各社
会经济地位组间总体生存率比较也有显著差异:较低社会经济地位组
和中等社会经济地位组间 log-rank $P = 0.020$;中等社会经济地位组与
较高社会经济地位组间 log-rank $P = 0.037$;较低社会经济地位组和较
高社会经济地位组间 log-rank $P < 0.001$(图 2 - 13)。

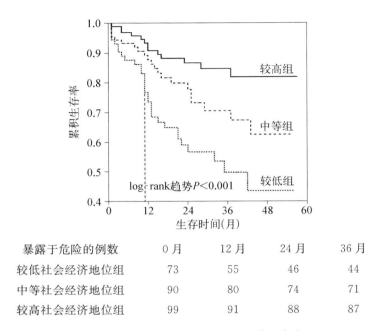

暴露于危险的例数	0 月	12 月	24 月	36 月
较低社会经济地位组	73	55	46	44
中等社会经济地位组	90	80	74	71
较高社会经济地位组	99	91	88	87

图 2 - 13　不同社会经济地位组总体生存率

2.3.3　不同社会经济地位组无事件生存率比较

　　较低社会经济地位组 1、2、3 年无事件生存率分别为 65.4%、49.3% 和 31.2%;中等社会经济地位组 1、2、3 年无事件生存率分别为 75.6%、62.8% 和 51.7%;较高社会经济地位组 1、2、3 年的无事件生存率分别为 83.6%、72.5% 和 66.7%。社会经济地位与肺动脉高压患者的无事件生存率明显相关,随着社会经济地位增高,患者无事件生存率明显提高,中位生存时间显著延长(log-rank 趋势 $P < 0.001$)。而且,各社会经济地位组间无事件生存率比较也有显著差异:较低社会经济地位组和中等社会经济地位组间 log-rank $P = 0.025$;中等社会经济地位组与较高社会经济地位组间 log-rank $P = 0.034$;较低社会经济地位组和较高社会经济地位组间 log-rank $P < 0.001$(图 2 - 14)。

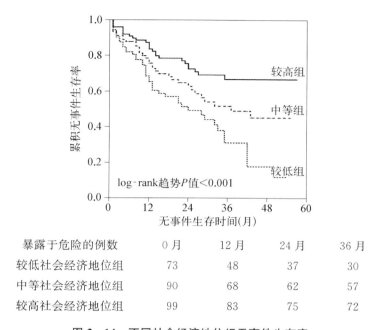

暴露于危险的例数	0 月	12 月	24 月	36 月
较低社会经济地位组	73	48	37	30
中等社会经济地位组	90	68	62	57
较高社会经济地位组	99	83	75	72

图 2‐14 不同社会经济地位组无事件生存率

2.4 社会经济地位对生存率的影响

2.4.1 单因素 Cox 比例风险模型分析及最终模型确定

表 2‐5 中显示单因素 Cox 比例风险模型分析结果：社会经济地位（$P<0.001$）、年龄（$P=0.018$）、体重指数（$P=0.004$）、肥胖（$P=0.048$）、6分钟步行距离（$P<0.001$）、世界卫生组织肺高压功能分级（$P<0.001$）、心包积液（$P<0.001$）、血流动力学参数［右房平均压（$P=0.007$）、肺动脉平均压（$P=0.004$）、肺血管阻力（$P<0.001$）和心指数（$P<0.001$）］，以及前列环素类药物等治疗情况（$P=0.016$）的差异均会影响肺动脉高压全因死亡风险比。此外，高血压（$P=0.183$）、首发症状到诊断时间

(P＝0.057)和波生坦治疗比例(P＝0.119)有影响肺动脉高压死亡风险的趋势。根据方法中介绍的变量筛选方法，本研究筛选出的需纳入最终模型中的变量包括年龄、性别、世界卫生组织肺高压功能分级、肺血管阻力，以及靶向药物治疗(5 型磷酸二酯酶抑制剂，内皮素受体拮抗剂和前列环素类似物)。

表 2-5　肺动脉高压全因死亡风险因素

变　量		全　因　死　亡		P 值[†]
		风险比(HR)	95％可信区间	
社会经济地位		0.51	0.37～0.70	＜0.001
年龄		0.97	0.95～1.00	0.018
性别		1.08	0.63～1.87	0.77
体重指数		0.89	0.82～0.96	0.004
居住地		1.24	0.75～2.05	0.40
吸烟		0.76	0.24～2.42	0.64
饮酒		1.53	0.37～6.26	0.56
合并疾病	冠状动脉疾病	0.05	0.00～2 242.91	0.58
	糖尿病	1.30	0.18～9.40	0.79
	高血压	0.46	0.14～1.45	0.183
	高脂血症	0.05	0.00～452.16	0.52
	慢性肾功能不全	0.05	0.00～39 157.59	0.66
	肥胖(体重指数≥30 kg/m^2)	0.05	0.00～64.90	0.048
	慢性肺部疾病	0.05	0.00～25.48	0.34
6 分钟步行距离		1.00	0.99～1.00	＜0.001
WHO 肺高压功能分级		2.48	1.67～3.68	＜0.001
首发症状到确诊时间		0.99	0.99～1.00	0.057
BMPR2 突变		1.45	0.81～2.58	0.21

续 表

变 量	全 因 死 亡		P 值†
	风险比（HR）	95％可信区间	
心包积液	2.49	1.50～4.14	＜0.001
血流动力学指标			
右房平均压	1.06	1.02～1.10	0.007
肺动脉平均压	1.02	1.01～1.04	0.004
肺血管阻力	1.07	1.04～1.10	＜0.001
心指数	0.48	0.32～0.72	＜0.001
急性肺血管试验阳性	0.05	0.00～7.32	0.23
靶向药物治疗			
5 型磷酸二酯酶抑制剂	1.17	0.68～2.00	0.57
西地那非	0.98	0.60～1.61	0.95
伐地那非	1.26	0.70～2.25	0.44
内皮素受体拮抗剂（波生坦）	1.54	0.89～2.66	0.119
前列腺素类化合物	2.04	1.14～3.64	0.016
伊洛前列素	1.85	0.84～4.06	0.125
贝前列素钠	2.15	1.06～4.35	0.034
联合治疗	1.54	0.91～2.61	0.109
未行靶向治疗	0.65	0.26～1.63	0.36
临床试验	0.53	0.28～1.01	0.055

WHO= World Health Organization；$BMPR2$ = bone morphogenetic protein type Ⅱ receptor.

2.4.2 社会经济地位对生存率的影响

表 2-6，图 2-15 至图 2-18 中显示社会经济地位对生存率的影响。社会经济地位越低，肺动脉高压全因死亡风险相对越高。经年龄和性别校正后，较低社会经济地位组相对于较高社会经济地位组的死亡风

险比为 3.66(95％可信区间,1.90 到 7.04,$P<0.001$,表 2-6,图 2-15);进一步校正世界卫生组织肺高压功能分级和肺血管阻力后较低社会经济地位组的相对死亡风险比降低至 2.88(95％可信区间,1.47 到 5.64,$P=0.008$,表 2-6,图 2-16),但仍有显著统计学意义;继续校正治疗相关情况(5 型磷酸二酯酶抑制剂、内皮素受体拮抗剂和前列环素类药物)并没能改变较低社会经济地位组的相对死亡风险比,且死亡风险比较模型 2 稍有上升趋势(风险比为 2.99,95％可信区间为 1.51 到 5.91,$P=0.006$,表 2-6,图 2-17)。虽然不同模型内较低社会经济地位组全因死亡相对风险比稍有波动,但总体上其全因死亡风险是较高社会经济地位的 3 倍左右,即较低社会经济地位肺动脉高压患者死亡的发生风险比较高社会经济地位患者高 2 倍左右(图 2-18)。尽管经不同模型校正后中等社会经济地位组的死亡风险比在 1.8 到 1.9 之间,但因 P 值均大于 0.05(模型 1 中 $P=0.076$;模型 2 中 $P=0.073$;模型 3 中 $P=0.103$),故目前结果不能证明中等社会经济地位和较高社会经济地位组肺动脉高压总体死亡风险有明显差异。

表 2-6 多因素调整后不同社会经济地位肺动脉高压全因
死亡风险比及 95％可信区间

校 正 变 量	社会经济地位分组(风险比,95％可信区间)			趋势 P 值
	较 低	中 等	较 高	
患者总人数	73	90	99	
死亡人数(n,％)	30(41.4)	21(23.3)	13(13.1)	
模型 1*	3.66(1.90,7.04)	1.88(0.94,3.76)	1.0	<0.001
模型 2†	2.88(1.47,5.64)	1.89(0.94,3.81)	1.0	0.008
模型 3‡	2.99(1.51,5.91)	1.80(0.89,3.63)	1.0	0.006

* 模型 1:年龄和性别校正。
† 模型 2:模型 1+世界卫生组织肺高压功能分级和肺血管阻力校正。
‡ 模型 3:模型 2+5 型磷酸二酯酶抑制剂、内皮素受体拮抗剂和前列环素类似物校正。

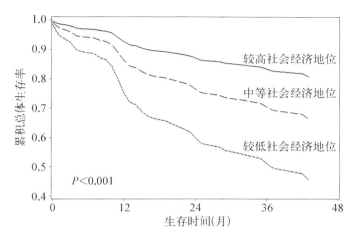

图 2‑15 模型 1 校正后不同社会经济地位组累积总体生存曲线

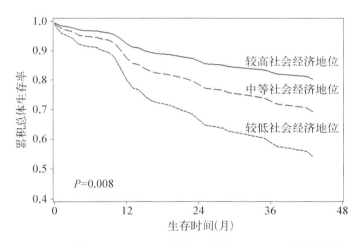

图 2‑16 模型 2 校正后不同社会经济地位组累积总体生存曲线

2.4.3 性别亚组分析

表 2‑7 中结果虽然显示不同社会经济地位的男性肺动脉高压患者死亡风险尚无统计学差异,但仍可见较低社会经济地位的男性患者中死亡率相对较高,且随着社会经济地位增高男性患者死亡风险呈逐渐降低趋势。

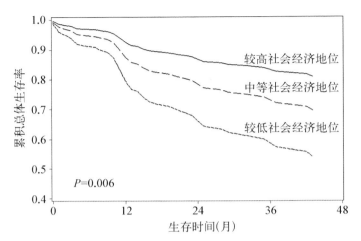

图 2-17 模型 3 校正后不同社会经济地位组累积总体生存曲线

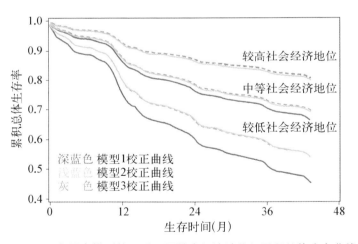

图 2-18 多因素模型校正后不同社会经济地位组累积总体生存曲线

表 2-8 的为女性亚组结果与总体患者所得结果相似,即随着社会经济地位增加,女性肺动脉高压患者死亡风险逐渐降低,且具有统计学意义;经年龄、临床指标及治疗逐步调整,可见全因死亡风险比有轻度变化,但并不影响整体结果。

表 2－7 多因素调整后男性不同社会经济地位肺动脉
高压全因死亡风险比及 95% 可信区间

校正变量	社会经济地位分组(风险比,95%可信区间)			趋势 P 值
	较 低	中 等	较 高	
患者人数(n)	22	23	31	
死亡人数(n,%)	8(36.4)	5(21.7)	5(16.1)	
模型 1*	2.74(0.88,8.55)	1.31(0.38,4.51)	1.0	0.182
模型 2†	3.25(0.94,11.22)	1.17(0.33,4.18)	1.0	0.118
模型 3‡	3.57(0.98,13.04)	1.00(0.27,3.64)	1.0	0.099

* 模型 1:年龄校正。
† 模型 2:模型 1+6 分钟步行距离和 *BMPR2* 基因突变。
‡ 模型 3:模型 2+5 型磷酸二酯酶抑制剂、内皮素受体拮抗剂和前列环素类似物校正。

表 2－8 多因素调整后女性不同社会经济地位肺动脉高压
全因死亡风险比及 95% 可信区间

校正变量	社会经济地位分组(风险比,95%可信区间)			趋势 P 值
	较 低	中 等	较 高	
女性患者总人数	51	67	68	
死亡人数(n,%)	22(43.1)	16(23.9)	8(11.8)	
模型 1*	4.28(1.90,9.63)	2.32(0.99,5.46)	1.0	0.002
模型 2†	3.20(1.38,7.39)	2.05(0.87,4.85)	1.0	0.023
模型 3‡	3.36(1.43,7.89)	2.24(0.93,5.41)	1.0	0.021

* 模型 1:年龄校正。
† 模型 2:模型 1+6 分钟步行距离校正。
‡ 模型 3:模型 2+5 型磷酸二酯酶抑制剂、内皮素受体拮抗剂和前列环素类似物校正。

2.4.4 敏感性分析

排除随访第一季度死亡的研究对象,经因素筛选后所得主要介导或
混杂因素校正后,与较高社会经济地位组相比,较低社会经济地位肺动

脉高压患者死亡发生风险仍然为较高社会经济地位的 3 倍左右,结果与总人群计算所得结果无实质性差异(表 2 - 9)。

表 2 - 9 排除随访第一季度内死亡患者后不同社会经济地位肺动脉高压全因死亡风险比及 95%可信区间

校 正 变 量	社会经济地位分组(风险比,95%可信区间)			趋势 P 值
	较 低	中 等	较 高	
总人数	70	85	98	
死亡人数(n,%)	27(38.6)	16(18.8)	12(12.2)	
模型 1*	3.61(1.82,7.16)	1.51(0.71,3.21)	1.0	<0.001
模型 2†	2.92(1.45,5.89)	1.49(0.70,3.17)	1.0	0.007
模型 3‡	3.10(1.52,6.34)	1.44(0.67,3.09)	1.0	0.004

* 模型 1:年龄和性别校正。
† 模型 2:模型 1+WHO 肺高压功能分级和肺血管阻力。
‡ 模型 3:模型 2+5 型磷酸二酯酶抑制剂、内皮素受体拮抗剂和前列环素类似物校正。

2.5 社会经济地位对无事件生存的影响

2.5.1 单因素 Cox 比例风险模型分析及最终模型确定

单因素 Cox 比例风险模型分析结果显示影响肺动脉高压临床恶化事件发生的因素与影响肺动脉高压全因死亡风险的因素基本一致(表 2 - 10),如社会经济地位(P<0.001)、体重指数(P=0.004)、6 分钟步行距离(P<0.001)、世界卫生组织肺高压功能分级(P<0.001)、心包积液(P=0.001),以及右房平均压(P=0.042)、肺动脉平均压(P=0.031)、肺血管阻力(P<0.001)和心指数(P<0.001)等血流动力学参数也影响患者的无事件生存状态。此外,年龄(P=0.124)、首发症状到

诊断时间($P=0.059$)、BMPR2 突变($P=0.071$)、急性肺血管试验阳性($P=0.105$)以及波生坦($P=0.15$)和联合治疗($P=0.12$)的差异对肺动脉高压临床恶化风险有影响趋势。但经变量筛选后最终纳入模型的变量仍然包括年龄、性别、世界卫生组织肺高压功能分级、肺血管阻力，以及靶向药物治疗（5 型磷酸二酯酶抑制剂，内皮素受体拮抗剂和前列环素类似物）。

表 2‑10　单因素 Cox 比例风险模型评估肺动脉高压临床恶化风险因素

变　　量	临床恶化事件		P 值[†]
	风险比	95％可信区间	
社会经济地位	0.58	0.46～0.74	<0.001
年龄	0.99	0.97～1.00	0.124
性别	1.31	0.85～2.03	0.23
体重指数	0.91	0.86～0.97	0.004
居住地	1.07	0.73～1.57	0.74
吸烟	0.76	0.31～1.87	0.55
饮酒	0.87	0.21～3.53	0.85
合并疾病			
冠状动脉疾病	0.050	0.00～174.48	0.47
糖尿病	0.77	0.11～5.52	0.79
高血压	0.89	0.45～1.76	0.74
高脂血症	0.05	0.00～48.72	0.39
慢性肾功能不全	0.05	0.00～1 230.24	0.56
肥胖（体重指数≥30 kg/m²）	0.05	0.00～10.91	0.27
慢性肺部疾病	0.31	0.04～2.19	0.31
6 分钟步行距离	1.00	1.00～1.00	<0.001

续　表

变　量	临床恶化事件		P 值[+]
	风险比	95%可信区间	
WHO肺高压功能分级	1.99	1.47～2.70	<0.001
首发症状到确诊时间	1.00	0.99～1.000	0.059
BMPR2 突变	1.51	0.97～2.35	0.071
心包积液	1.99	1.32～3.00	0.001
血流动力学指标			
右房平均压	1.03	1.00～1.07	0.042
肺动脉平均压	1.01	1.00～1.03	0.031
肺血管阻力	1.05	1.03～1.07	<0.001
心指数	0.63	0.47～0.84	<0.001
急性肺血管试验阳性	0.05	0.00～1.92	0.105
靶向药物治疗			
5 型磷酸二酯酶抑制剂	1.13	0.74～1.71	0.58
西地那非	1.18	0.80～1.73	0.41
伐地那非	0.91	0.56～1.48	0.70
内皮素受体拮抗剂（波生坦）	1.38	0.89～2.15	0.15
前列腺素类化合物	1.33	0.80～2.22	0.27
伊洛前列素	1.15	0.56～2.37	0.70
贝前列素钠	1.56	0.83～2.91	0.17
联合治疗	1.40	0.91～2.13	0.12
未行靶向治疗	0.81	0.42～1.54	0.51
临床试验	0.94	0.61～1.45	0.94

2.5.2 社会经济地位对无事件生存的影响

表 2-11,图 2-19 至图 2-22 显示社会经济地位对无事件生存的影响。社会经济地位越低,肺动脉高压患者发生临床恶化的风险相对越高。经年龄和性别校正后,较低社会经济地位组相对于较高社会经济地位组发生临床恶化事件的风险比为 2.85(95%可信区间,1.75 到 4.65,P 值<0.001,表 2-11,图 2-19);进一步校正世界卫生组织肺高压功能分级和肺血管阻力后较低社会经济地位组的相对风险比降低至 2.37(95%可信区间,1.44 到 3.91,表 2-11,图 2-20),但仍具有显著统计学意义(P=0.003);继续增加 5 型磷酸二酯酶、波生坦和前列环素类药物治疗情况校正并没能改变较低社会经济地位组的相对风险比,且临床恶化风险比较模型 2 稍有上升趋势(风险比为 2.60,95%可信区间为 1.56到 4.35,P=0.001,表 2-11,图 2-21)。虽然较低社会经济地位组的相对临床恶化风险比稍有波动,但总体上其临床恶化风险约为较高社会经济地位组临床恶化风险的 2.5 倍(图 2-22)。尽管中等社会经济地位组临床恶化风险比较低社会经济地位组略低,但不同模型中等社会经济地

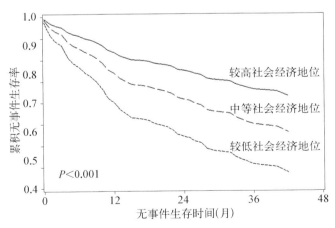

图 2-19 模型 1 校正后不同社会经济地位组累积无事件生存曲线

位患者发生临床恶化事件的风险仍然是较高社会经济地位患者的 1.7 倍左右,且在年龄和性别校正(风险比 1.68,95% 可信区间 1.00 到 2.80,$P=0.047$)的基础上,继续校正世界卫生组织肺高压功能分级和肺血管阻力对风险比没有影响(风险比 1.68,95% 可信区间 1.01 到 2.81,$P=0.043$),而在此基础上校正治疗方案同样导致风险比呈上升趋势(风险比 1.76,95% 可信区间 1.04 到 2.96,$P=0.034$)。

表 2‑11 多因素调整后不同社会经济地位肺动脉高压临床恶化风险比及 95% 可信区间

校 正 变 量	社会经济地位分组(风险比,95% 可信区间)			趋势 P 值
	较 低	中 等	较 高	
患者总人数	73	90	99	
临床恶化人数(n,%)	47(64.4)	35(38.9)	27(27.3)	
模型 1*	2.85(1.75,4.65)	1.68(1.00,2.80)	1.0	<0.001
模型 2†	2.37(1.44,3.91)	1.68(1.01,2.81)	1.0	0.003
模型 3‡	2.60(1.56,4.35)	1.76(1.04,2.96)	1.0	0.001

* 模型 1:年龄和性别校正。
† 模型 2:模型 1+世界卫生组织肺高压功能分级和肺血管阻力校正。
‡ 模型 3:模型 2+5 型磷酸二酯酶抑制剂、内皮素受体拮抗剂和前列环素类似物校正。

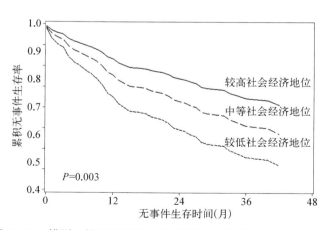

图 2‑20 模型 2 校正后不同社会经济地位组累积无事件生存曲线

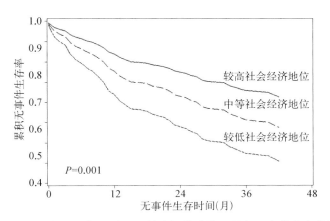

图 2‑21　模型 3 校正后不同社会经济地位组累积无事件生存曲线

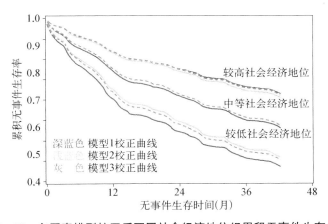

2‑22　多因素模型校正后不同社会经济地位组累积无事件生存曲线

2.5.3　性别亚组分析

表 2‑12 和表 2‑13 显示男性和女性亚组中,不同社会经济地位肺动脉高压患者发生临床恶化风险有显著差异。经年龄、临床指标和治疗情况校正后,较低社会经济地位患者相对于较高社会经济地位患者仍有很高的临床恶化风险,其中男性较低社会经济地位患者发生临床恶化的风险是较高社会经济地位患者的 9 倍,而女性为 3 倍左右。

表 2 - 12　多因素调整后男性不同社会经济地位肺动脉
高压临床恶化风险比及 95％ 可信区间

校 正 变 量	社会经济地位分组(风险比,95％可信区间)			趋势 P 值
	较 低	中 等	较 高	
患者总人数	22	23	31	
临床恶化人数(n,％)	13(59.1)	6(26.1)	8(25.8)	
模型 1*	3.35(1.35,8.29)	0.99(0.34,2.85)	1.0	0.010
模型 2†	6.14(2.22,16.99)	1.37(0.45,4.16)	1.0	0.001
模型 3‡	9.12(2.91,28.64)	1.67(0.51,5.48)	1.0	<0.001

* 模型 1：年龄校正。
† 模型 2：模型 1+世界卫生组织肺高压功能分级和心包积液校正。
‡ 模型 3：模型 2+5 型磷酸二酯酶抑制剂、内皮素受体拮抗剂和前列环素类似物校正。

表 2 - 13　多因素调整后女性不同社会经济地位肺动脉
高压临床恶化风险比及 95％ 可信区间

校 正 变 量	社会经济地位分组(风险比,95％可信区间)			趋势 P 值
	较 低	中 等	较 高	
患者总人数	51	67	68	
临床恶化人数(n,％)	31(60.8)	29(43.3)	18(26.5)	
模型 1*	2.87(1.60,5.15)	2.04(1.13,5.15)	1.0	0.002
模型 2†	2.45(1.35,4.48)	1.92(1.05,3.49)	1.0	0.013
模型 3‡	2.80(1.49,5.25)	2.32(1.23,4.38)	1.0	0.005

* 模型 1：年龄校正。
† 模型 2：模型 1+6 分钟步行距离校正。
‡ 模型 3：模型 2+5 型磷酸二酯酶抑制剂、内皮素受体拮抗剂和前列环素类似物校正。

2.5.4　敏感性分析

　　排除随访第一季度出现死亡、心力衰竭加重住院或者调整靶向药物治疗方案等临床恶化事件的研究对象,经单因素 Cox 回归分析和社会经济地位 β 系数改变水平筛选,最终筛选出的重要混杂或介导因素与原始数据相似。采用多水平逐步校正的方法校正,结果如下：

与较高社会经济地位相比,较低社会经济地位肺动脉高压患者临床恶化的发生风险仍然为较高社会经济地位的 2 倍左右,结果与总人群计算所得结果无实质性差异(表 2 - 14)。

表 2 - 14 排除随访第一季度内死亡患者后不同社会经济地位肺动脉高压临床恶化风险比及 95% 可信区间

校 正 变 量	社会经济地位分组(风险比,95%可信区间)			趋势 P 值
	较 低	中 等	较 高	
总人数	65	83	95	
临床恶化人数(n,%)	36(55.4)	28(33.7)	22(23.2)	
模型 1*	2.86(1.67,4.88)	1.59(0.91,2.80)	1.0	<0.001
模型 2†	2.33(1.35,4.04)	1.58(0.90,2.79)	1.0	0.010
模型 3‡	2.75(1.56,4.86)	1.71(0.95,3.05)	1.0	0.002

* 模型 1:年龄和性别校正。
† 模型 2:模型 1+世界卫生组织肺高压功能分级和肺血管阻力。
‡ 模型 3:模型 2+5 型磷酸二酯酶抑制剂、内皮素受体拮抗剂和前列环素类似物校正。

第3章
讨 论

3.1 相 关 研 究

社会经济地位与心血管疾病的发生及预后相关研究很多（Prescott E，1999；Avendano M，2006；Shishehbor MH，2006；Salomaa V，2000；Najera-Ortiz JC，2008），但目前几乎没有关于社会经济地位与肺动脉高压相关性研究的论著发表。近些年仅有分别发表在《Am J Respir Crit Care Med》（Sukhu TA，2010）和《Chest》（Shenoy S，2011）上的两篇摘要简单描述了社会经济地位与肺动脉高压的关系。前者回顾性分析了82名肺动脉高压患者，估计了邻居社会经济地位与肺动脉高压的严重程度，结果显示随着邻居社会经济地位增高，肺动脉高压似乎更严重，但此研究所得相关性 P 值均大于 0.05，故此摘要结果目前无法明确社会经济地位与肺动脉高压严重程度之间的相关性；后者则提示较低社会经济地位肺高压患者无论是发病率还是死亡率都相对较高，但此摘要仅回顾性分析了 43 名肺高压患者，且并未提供相关数据及 P 值。由此可见，本研究是全球首次全面深入的有关社会经济地位和肺动脉高压相关性的大样本前瞻性研究。

3.2　社会经济地位评估

社会经济地位对肺动脉高压预后的影响是社会经济地位在环境条件、心理因素、健康相关行为、身体状态及健康信息接触和传递的综合效应(Adler NE,1994;Steptoe A,2002)。本研究选择受教育水平、职业、家庭年收入和医保报销比例来综合评价个人的社会经济地位。受教育水平可以作为个体未来职业和收入的一个重要指标;职业是与个体经济收入及物质生活条件强相关的指标;经济收入与医保报销比例总体可作为反映医疗保健、营养水平的一个重要指标(Winkleby MA,1992;Galobardes B,2006)。由于各个指标所反映的信息并不相同,为更好地评价社会经济地位各个指标的综合作用,许多研究都采用复合指数的形式进行分析,检验各指标对疾病发病及死亡风险的综合影响(Ezeamama AE,2006;Niu S,2009;Singh RB,1999;Reddy KK,2002;Department Of Education，Training And Youth Affairs,1998)。本研究同样采用复合指数来综合评价社会经济地位对肺动脉高压的综合影响。

3.3　社会经济地位与肺动脉高压
　　　严重程度的相关性

本研究结果显示随着社会经济地位增高,患者 6 分钟步行距离逐渐增加,世界卫生组织肺高压功能分级逐渐增高,肺动脉平均压和肺血管阻力有逐渐升高的趋势,虽然结果均未达到统计学意义。女性患者间社会经济地位和世界卫生组织肺高压功能分级、6 分钟步行距离、肺动脉平均压和肺血管阻力有弱负相关,且具有统计学意义,但男性患者中这一现象不明显。2010 年发表在《Am J Respir Crit Care Med》的一篇摘要(Sukhu TA,2010)得到的结论与此研究相反,其结果显示患者居住地的贫穷水平与肺血管阻力负相关,以及中位数家庭收入和肺动脉平均压呈正相关,但是以上两个相关性均未达到统计学意义。本研究结果虽达到统计学意义但相关性仍然较弱,提示即便社会经济地位可以影响基线肺动脉高压的严重程度,此影响也相当微弱,且仅仅可能对女性患者影响相对较大。

3.4 社会经济地位与肺动脉高压预后的相关性

本研究最重要的发现为社会经济地位与肺动脉高压预后相关。社会经济地位较低的患者发生死亡和临床恶化事件的风险均相对较高,其中前者的发生风险是社会经济地位较高患者的 3 倍,后者的发生风险是社会经济地位较高患者的 2.5 倍左右,且这一相关性独立于基线临床特点和血流动力学。尽管不同社会经济地位患者在药物治疗方面存在差异,但经药物治疗校正后二者相关性仍然存在,提示患者基线时的病情轻重和治疗差异均不能解释社会经济地位和肺动脉高压的相关性。2011 年发表在《Chest》上的一篇摘要(Shenoy S,2011)也提示社会经济地位和肺高血压的患病率和病死率存在一定相关性,而本研究则进一步分析了社会经济地位对肺动脉高压患者预后的影响程度。

本研究还发现:社会经济地位对男性肺动脉高压死亡的影响与女性相似,但男性亚组分析时 $P > 0.05$,但我们将男性患者分为社会经济地位较高和较低两组后重新进行多因素分析时可得到具有统计学意义

的结果,因此造成这种现象最可能的原因是男性患者人数较少,仅 76
人;较低社会经济地位对男性肺动脉高压患者临床恶化的影响比对女性
的影响明显,中等社会经济地位对男性肺动脉高压患者临床恶化的影响
比对女性的影响小,造成这种现象的可能原因是本研究人群中男性患者
人数较少,且不同社会经济地位患者世界卫生组织肺高压功能Ⅲ/Ⅳ级
和出现心包积液的比例,6 分钟步行距离,血流动力学参数,5 型磷酸二
酯酶抑制剂、内皮素受体拮抗剂和前列环素类药物服用率(虽然均无统
计学差异)之间的差异有关。另外,男女人群中吸烟、饮酒、肥胖等危险
因素分布不同也可能会造成结果差异。

　　研究中的敏感性分析在排除随访前 1 个季度内临床恶化或死亡事
件后的人群中进行。这样可以减少由于基线检查时病情波动等混杂对
结果的影响。敏感性分析结果与全人群分析结果无实质性改变。提示
研究中选择的相关指标对肺动脉高压死亡和临床恶化分型的影响并非
由基线时病情波动引起的虚假关联。

3.5　社会经济地位影响预后及原因分析

　　肺动脉高压是一个恶性进展性疾病,且中国目前的医疗保健制度有
其特有的特点,提示专科医疗保健及护理和家庭的财政水平可能是引起
不同社会经济地位肺动脉高压预后差异的重要因素。

　　肺动脉高压是一类罕见疾病,只可以在部分三级甲等医院诊断和治
疗,所有的社区医院均缺乏此疾病的相关知识、诊疗技术或治疗手段。
诊断和治疗此疾病的中心几乎分布于大城市中(如上海、北京、广州等),
这很可能造成农村地区患者较城市地区患者就诊次数减少且就诊时间
拖延(Anand S,2008;van Dis J,2002)。本研究结果显示,不同社会经济

地位组首发症状到诊断的时间基本相同;尽管较低社会经济地位患者死亡风险增加可以部分被解释为这些患者具有较高的世界卫生组织肺高压功能分级和肺血管阻力,但是经临床指标校正后社会经济地位引起的肺动脉高压预后差异仍然存在,提示不同社会经济地位患者的临床严重程度虽存在差异,但差异不大,且疾病基线的严重程度并不是影响社会经济地位和肺动脉高压预后关系的主要原因。

有效的肺动脉高压靶向治疗药物(Zhang R,2011;Jing ZC,2011;Xu XQ,2009;Jing ZC,2010;代立志,2011)尚未在中国普及。大多数医院药房并没有常规储备肺动脉高压靶向治疗药物,尤其是波生坦、伊洛前列素和伐地那非。目前一些慈善援助项目(全可利慈善援助项目),是对贫困及中低收入家庭的肺动脉高压患者开展的医疗救助项目。这些项目可明显降低药品的支付费用,可是这些项目仅在上海、北京、广州等几个大城市开展,许多患者需要每隔1—2个月长途跋涉到指定医院来复查和领药。这种公共卫生服务分布不平等(Anand S,2008)将不可避免地导致较低社会经济地位患者发生死亡和临床恶化的风险增加。

中国国家统计局数据显示,2009年我国农村地区平均家庭年收入为人民币5 153元,城市地区为人民币17 175元(中国统计年鉴,2009)。患者一次住院平均自费费用相当于一人一年的收入(Hu S,2008)。2003年,14.9%的城市人口和21.5%的农村人口自报因经济负担放弃住院治疗,69%的城市人口和93%的农村人口自报因经济负担选择提前出院(Liu Y,2008)。目前肺动脉高压的所有靶向治疗药物均非医保报销药物,因此肺动脉高压的治疗给患者及其家庭带来了沉重的经济负担。严重的经济负担很可能限制患者住院及获得有效治疗,尤其是对较低社会经济地位患者(Tang S,2008;Hu S,2008)。此研究结果也显示不同的肺动脉高压治疗策略影响结果,但是由于药物的服用方案及随访期间的变化较难评估,我们没有进一步研究。

除了以上可能原因,严重的病情和高昂的肺动脉高压治疗费用可能会导致焦虑及抑郁,尤其是较低社会经济地位患者更有可能出现这一心理问题(Roy-Byrne PP,2009)。这些疾病的发生随着肺动脉高压加重呈上升趋势(Lowe B,2004),且很可能影响患者预后(Herrmann C,2000;Barefoot JC,1996;Frasure-Smith N,2009)。

此外,社会经济地位的差异还意味着健康相关行为间存在差异(Adler NE,1999),这些行为——例如按时服用药物和适当运动——均有可能潜在影响患者预后。而且,行为与个体知识和信息等息息相关。若患者未全面了解疾病风险和严重程度,自我效能信念欠佳和期望结局模糊,其很可能忽略医生建议,放弃服药和治疗。较低社会经济地位的患者相较而言缺乏教育和健康知识,可能更容易存在行为相关性的危险因素,影响疾病预后(Rodriguez AF,2008)。

最后需要指出的是,不同社会经济地位间患者的自身运动、环境因素(如职业相关的环境因素)以及饮食等方面也存在差异,也可能对疾病产生影响。

3.6 不 足 之 处

本研究是基于大样本的前瞻性队列研究,数据在严格质量控制情况下经统一培训的专业人员收集。尽管如此,研究还存在着一些不足之处。首先,此研究是由一个三级肺血管疾病专科中心设计的单中心研究。许多特发性肺动脉高压患者,尤其是那些生活于农村的社会经济地位较低的患者,仅去附近社区医院或者小诊所就诊,这一现象将导致研究对象选择偏倚,但是我中心作为一个全国性的肺血管疾病专科中心与社区及周边医院联系紧密,可以收治许多从社区医院转来的疑诊肺高压患者,很大程度的降低选择偏倚。第二,个人社会经济地位相关信息是基线时以问卷的形式让患者自行填写的,且社会经济地位是随着时间不断变化的变量,这可能会导致部分患者社会经济地位分组错误,但这并不存在结果偏倚。如果确实存在此类现象,那么社会经济地位和肺动脉高压预后的相关性将比我们目前的结果更强。最后,邻居社会经济地位可能会一定程度的影响个体社会经济地位和肺动脉高压预后的相关性,但是我们并没有收集患者邻居社会经济地位的相关信息。然而,个体社会经济地位的预测因素至少可部分反映未评估的邻居社会经济地位中环境等因素。

本研究提示,降低社会差异和改善肺动脉高压患者的医疗保障体系迫在眉睫,尤其是对于那些社会经济地位较低的患者。通过增加疾病费用纳入医保的比例,降低医疗费用,或者给予较低社会经济地位患者一定的医疗补助等方式,增加患者治疗费用的支付能力可能可以降低不同社会经济地位患者的预后差异(Niu S,2009)。幸好,中国政府已经开始推出一系列措施,对卫生保健体系进行重大改革以期结果这些问题(Liu Y,2008)。未来的研究应该着力于社会和环境的危险因素(可能存在于其他国家),这些因素可能是社会经济地位影响肺动脉高压预后的部分原因,干预这些危险因素可能会降低不同社会经济地位患者之间的预后差异。

此外,临床医生应该明确认识到,较低社会经济地位患者存在的一些危险因素,如活动和行为的危险因素,并且通过有效的二级预防措施,监督和指导这些患者降低相关风险。

第 4 章
结论与展望

4.1 结　　论

本研究结果显示，较低社会经济地位的特发性肺动脉高压患者死亡及临床恶化的风险明显高于较高社会经济地位患者，且社会经济地位是独立于临床特征和治疗等其他危险因素的。尽管在此人群中，社会经济地位对男性和女性患者的预后影响略有差异，但仍可明显发现社会经济地位对男、女性肺动脉高压患者的死亡和临床恶化的发生均呈负相关。我们期待政府职员能够尽快意识到这一显著性差异，迫切希望他们能够出台一些政策，降低肺高压患者的负担，同时医生应该通过二级预防，努力降低不同社会经济地位患者的预后差异。

4.2 展　　望

未来的研究应该着力于研究社会经济地位影响肺动脉高压患者预后的机制，明确社会和环境的危险因素，以期通过干预这些危险因素降低不同社会经济地位患者之间的预后差异。

参考文献

［1］ Rubin LJ. Primary pulmonary hypertension. *Chest*. 1993；104(1)：236－250.

［2］ Rubin LJ. Primary pulmonary hypertension. *N Engl J Med*. 1997；336(2)：111－117.

［3］ D'Alonzo GE，Barst RJ，Ayres SM，et al. Survival in patients with primary pulmonary hypertension. Results from a national prospective registry. *Ann Intern Med*. 1991；115(5)：343－349.

［4］ Jing ZC，Xu XQ，Han ZY，et al. Registry and survival study in chinese patients with idiopathic and familial pulmonary arterial hypertension. *Chest*. 2007；132(2)：373－379.

［5］ O'Callaghan DS，Savale L，Montani D，et al. Treatment of pulmonary arterial hypertension with targeted therapies. *Nat Rev Cardiol*. 2011；8(9)：526－538.

［6］ Galie N，Hoeper MM，Humbert M，et al. Guidelines for the diagnosis and treatment of pulmonary hypertension. *Eur Respir J*. 2009；34(6)：1219－1263.

［7］ Humbert M，Sitbon O，Simonneau G. Treatment of Pulmonary Arterial Hypertension. *New England Journal of Medicine*. 2004；351(14)：1425－1436.

［8］ Mclaughlin VV, Archer SL, Badesch DB, et al. ACCF/AHA 2009 expert consensus document on pulmonary hypertension a report of the American College of Cardiology Foundation Task Force on Expert Consensus Documents and the American Heart Association developed in collaboration with the American College of Chest Physicians; American Thoracic Society, Inc.; and the Pulmonary Hypertension Association. *J Am Coll Cardiol*. 2009; 53(17): 1573 - 1619.

［9］ Humbert M, Sitbon O, Chaouat A, et al. Survival in patients with idiopathic, familial, and anorexigen-associated pulmonary arterial hypertension in the modern management era. *Circulation*. 2010; 122(2): 156 - 163.

［10］ Zhang R, Dai LZ, Xie WP, et al. Survival of Chinese patients with pulmonary arterial hypertension in the modern treatment era. *Chest*. 2011; 140(2): 301 - 309.

［11］ Benza RL, Miller DP, Gomberg-Maitland M, et al. Predicting survival in pulmonary arterial hypertension: insights from the Registry to Evaluate Early and Long-Term Pulmonary Arterial Hypertension Disease Management (REVEAL). *Circulation*. 2010; 122(2): 164 - 172.

［12］ Prescott E, Vestbo J. Socioeconomic status and chronic obstructive pulmonary disease. *Thorax*. 1999; 54(8): 737 -741.

［13］ Avendano M, Kunst AE, Huisman M, et al. Socioeconomic status and ischaemic heart disease mortality in 10 western European populations during the 1990s. *Heart*. 2006; 92(4): 461 - 467.

［14］ Shishehbor MH, Litaker D, Pothier CE, et al. Association of socioeconomic status with functional capacity, heart rate recovery, and all-cause mortality. *JAMA*. 2006; 295(7): 784 - 792.

［15］ Salomaa V, Niemela M, Miettinen H, et al. Relationship of socioeconomic status to the incidence and prehospital, 28-day, and 1-year mortality rates of acute coronary events in the FINMONICA myocardial infarction register study. *Circulation*. 2000；101(16)：1913 – 1918.

[16] Najera-Ortiz JC，Sanchez-Perez HJ，Ochoa-Diaz H，et al. Demographic，health services and socio-economic factors associated with pulmonary tuberculosis mortality in Los Altos Region of Chiapas，Mexico. *Int J Epidemiol*. 2008；37(4)：786 – 795.

[17] Hanibuchi T，Nakaya T，Murata C. Socio-economic status and self-rated health in East Asia：a comparison of China，Japan，South Korea and Taiwan. *Eur J Public Health*. 2012；22(1)：47 – 52.

[18] Wu J，Liu Y，Rao K，et al. Education-related gender differences in health in rural China. *Am J Public Health*. 2004；94(10)：1713 – 1716.

[19] Tang S，Meng Q，Chen L，et al. Tackling the challenges to health equity in China. *Lancet*. 2008；372(9648)：1493 – 1501.

[20] W L，M X. Centre for health statistics and information，ministry of health. An analysis report of national health services survey in 2003. *Beijing: Peking Union Medical University Press*. 2003；86.

[21] Wilkens H，Grimminger F，Hoeper M，et al. Burden of pulmonary arterial hypertension in Germany. *Respir Med*. 2010；104(6)：902 – 910.

[22] Hoeper MM，Faulenbach C，Golpon H，et al. Combination therapy with bosentan and sildenafil in idiopathic pulmonary arterial hypertension. *Eur Respir J*. 2004；24(6)：1007 – 1010.

[23] Kirson NY，Birnbaum HG，Ivanova JI，et al. Excess costs associated with patients with pulmonary arterial hypertension in a US privately insured population. *Appl Health Econ Health Policy*. 2011；9(5)：293 – 303.

[24] 中国统计年鉴. 2011 年登录. 网址：http：//www. stats. gov. cn/english/statisticaldata/yearlydata/.

[25] Winkleby MA，Jatulis DE，Frank E，et al. Socioeconomic status and health：how education，income，and occupation contribute to risk factors for cardiovascular disease. *Am J Public Health*. 1992；82(6)：816 – 820.

[26] Humbert M, Nunes H, Sitbon O, et al. Risk factors for pulmonary arterial hypertension. *Clin Chest Med*. 2001; 22(3): 459 – 475.

[27] Simonneau G, Robbins IM, Beghetti M, et al. Updated clinical classification of pulmonary hypertension. *J Am Coll Cardiol*. 2009; 54(1 Suppl): S43 – S54.

[28] Galie N, Hoeper MM, Humbert M, et al. Guidelines for the diagnosis and treatment of pulmonary hypertension: the Task Force for the Diagnosis and Treatment of Pulmonary Hypertension of the European Society of Cardiology (ESC) and the European Respiratory Society (ERS), endorsed by the International Society of Heart and Lung Transplantation (ISHLT). *Eur Heart J*. 2009; 30(20): 2493 – 2537.

[29] Clark AM, Desmeules M, Luo W, et al. Socioeconomic status and cardiovascular disease: risks and implications for care. *Nat Rev Cardiol*. 2009; 6(11): 712 – 722.

[30] Kaplan GA, Keil JE. Socioeconomic factors and cardiovascular disease: a review of the literature. *Circulation*. 1993; 88(4 Pt 1): 1973 – 1998.

[31] Ezeamama AE, Viali S, Tuitele J, et al. The influence of socioeconomic factors on cardiovascular disease risk factors in the context of economic development in the Samoan archipelago. *Soc Sci Med*. 2006; 63(10): 2533 – 2545.

[32] Niu S, Zhao D, Zhu J, et al. The association between socioeconomic status of high-risk patients with coronary heart disease and the treatment rates of evidence-based medicine for coronary heart disease secondary prevention in China: Results from the Bridging the Gap on CHD Secondary Prevention in China (BRIG) Project. *Am Heart J*. 2009; 157(4): 709 – 715.

[33] Singh RB, Beegom R, Mehta AS, et al. Social class, coronary risk factors and undernutrition, a double burden of diseases, in women during transition, in five Indian cities. *Int J Cardiol*. 1999; 69(2): 139 – 147.

[34] Reddy KK，Rao AP，Reddy TP．Socioeconomic status and the prevalence of coronary heart disease risk factors．*Asia Pac J Clin Nutr*．2002；11（2）：98 – 103．

[35] ATS statement：guidelines for the six-minute walk test．*Am J Respir Crit Care Med*．2002；166（1）：111 – 117．

[36] 荆志成.六分钟步行距离试验的临床应用.中华心血管病杂志.2006;34(4)：381 – 384.

[37] 荆志成,徐希奇,蒋鑫等.经前臂静脉径路行右心导管检查和肺动脉造影的可行性研究.中华心血管病杂志.2009,37(2)：142 – 144.

[38] Lane KB，Machado RD，Pauciulo MW，et al．Heterozygous germline mutations in BMPR2，encoding a TGF-beta receptor，cause familial primary pulmonary hypertension．*Nat Genet*．2000；26（1）：81 – 84．

[39] Massague J，Chen YG．Controlling TGF-beta signaling．Genes Dev．2000；14（6）：627 – 644．

[40] Deng Z，Morse JH，Slager SL，et al．Familial primary pulmonary hypertension（gene PPH1）is caused by mutations in the bone morphogenetic protein receptor-II gene．*Am J Hum Genet*．2000；67（3）：737 – 744．

[41] Ghali WA，Quan H，Brant R，et al．Comparison of 2 methods for calculating adjusted survival curves from proportional hazards models．*JAMA*．2001；286（12）：1494 – 1497．

[42] Sukhu TA，Pinder DP，Taichman D，et al．Associations Between Socioeconomic Status And Pulmonary Arterial Hypertension （PAH） Severity．*Am J Respir Crit Care Med*．2010；180（A4836）．

[43] Shenoy S，Liu V，Liu H，et al．Characteristics and Outcomes of Pulmonary Hypertension in a Public County Hospital．*Chest*．2011；140．

[44] Adler NE，Boyce T，Chesney MA，et al．Socioeconomic status and health. The challenge of the gradient．*Am Psychol*．1994；49（1）：15 – 24．

[45] Steptoe A，Marmot M．The role of psychobiological pathways in socio-

economic inequalities in cardiovascular disease risk. *Eur Heart J*. 2002；23（1）：13 - 25.

[46] Galobardes B，Shaw M，Lawlor DA，et al. Indicators of socioeconomic position（part 1）. *J Epidemiol Community Health*. 2006；60(1)：7 - 12.

[47] Department Of Education Training and Youth Affairs（Australia）. Schools funding：SES simulation project report：a report by the Steering Committee for the Simulation Project on a socioeconomic status（SES）-based model for recurrent funding of non-government schools. Canberra：*Department of Education，Training and Youth Affairs*，1998.

[48] Anand S，Fan VY，Zhang J，et al. China's human resources for health：quantity，quality，and distribution. *Lancet*. 2008；372(9651)：1774 - 1781.

[49] van Dis J. MSJAMA. Where we live：health care in rural vs urban America. *JAMA*. 2002；287(1)：108.

[50] Jing ZC，Yu ZX，Shen JY，et al. Vardenafil in pulmonary arterial hypertension：a randomized，double-blind，placebo-controlled study. *Am J Respir Crit Care Med*. 2011；183(12)：1723 - 1729.

[51] Xu XQ，Jing ZC，Zhang JH，et al. The efficacy and safety of sildenafil in Chinese patients with pulmonary arterial hypertension. *Hypertens Res*. 2009；32(10)：911 - 915.

[52] Jing ZC，Strange G，Zhu XY，et al. Efficacy，safety and tolerability of bosentan in Chinese patients with pulmonary arterial hypertension. *J Heart Lung Transplant*. 2010；29(2)：150 - 156.

[53] 代立志,蒋鑫,王勇等.波生坦治疗特发性肺动脉高压患者的疗效及安全性.中华心血管病杂志.2011；39(2)：124 - 127.

[54] 中华慈善总会：全可利慈善计划.2011 年在线.网址：http://www.tpapchina.org/.

[55] Hu S，Tang S，Liu Y，et al. Reform of how health care is paid for in China：challenges and opportunities. *Lancet*. 2008；372(9652)：1846 - 1853.

[56] Liu Y, Rao K, Wu J, et al. China's health system performance. *Lancet*. 2008; 372(9653): 1914 – 1923.

[57] Roy-Byrne PP, Joesch JM, Wang PS, et al. Low socioeconomic status and mental health care use among respondents with anxiety and depression in the NCS – R. *Psychiatr Serv*. 2009; 60(9): 1190 – 1197.

[58] Lowe B, Grafe K, Ufer C, et al. Anxiety and depression in patients with pulmonary hypertension. *Psychosom Med*. 2004; 66(6): 831 – 836.

[59] Herrmann C, Brand-Driehorst S, Buss U, et al. Effects of anxiety and depression on 5-year mortality in 5,057 patients referred for exercise testing. *J Psychosom Res*. 2000; 48(4 – 5): 455 – 462.

[60] Barefoot JC, Helms MJ, Mark DB, et al. Depression and long-term mortality risk in patients with coronary artery disease. *Am J Cardiol*. 1996; 78(6): 613 – 617.

[61] Frasure-Smith N, Lesperance F, Habra M, et al. Elevated depression symptoms predict long-term cardiovascular mortality in patients with atrial fibrillation and heart failure. *Circulation*. 2009; 120 (2): 134 – 140, 3p – 140p.

[62] Adler NE, Ostrove JM. Socioeconomic status and health: what we know and what we don't. *Ann N Y Acad Sci*. 1999; 896: 3 – 15.

[63] Rodriguez AF, Guallar-Castillon P, Montoto OC, et al. [Self-care behavior and patients' knowledge about self-care predict rehospitalization among older adults with heart failure]. *Rev Clin Esp*. 2008; 208(6): 269 – 275.

综　述

社会经济地位对成人心血管
疾病发病和死亡的影响

社会经济地位(socioeconomic status,SES)是一个用来衡量特定人体或群体社会地位的综合指标,其决定因素主要包括正式教育的年限、收入、当前或时间最长的职业和社会状态等(Clark AM,2009)。个人的社会经济地位越低下,其健康程度越差(Kaplan GA,1993)。

心血管疾病是全球范围造成死亡的最重要原因,世界卫生组织(World Health Organization,WHO)研究报道,2008 年约有 1 730 万人死于心血管疾病,占全球死亡原因的 30%,且 80%以上的心血管疾病死亡发生在低收入和中等收入国家。这一重大的公共卫生问题对各个国家均造成了沉重负担,同时也使许多患者及家庭陷入贫困。越来越多的研究表明,社会经济地位不同与心血管疾病发病或死亡存在着关联(Kaplan GA,1993;Avendano M,2006;Singh RB,1999;Salomaa V,2000;Reddy KK,2002;Mackenbach JP,2000;Ezeamama AE,2006)。本文主要综述社会经济地位测量方法和社会经济地位与心血管疾病的相关性。

一、社会经济地位测量方法

个人社会经济地位指个人相对于社会其他成员的社会地位（Kaplan GA，1993），其评价方法很多。早期主要采用收入、教育和职业等单个指标分析，但由于单个指标并不能反映社会经济地位对健康影响的综合效应，后来学者逐渐采用教育、收入和职业三个指标综合性反映社会经济地位的状态（Clark AM，2009），如 Hollingshead 的社会声望指数（Index of Social Prestige，ISP）、Duncan 的社会经济指数（Socioeconomic Index，SEI）、Green 量表和 Kuppuswamy 评价等方法。其中 Duncan 的社会经济指数是最常用衡量社会经济地位的指标（马玉霞，2011）。我国李春玲（李春玲，2005）在 Blau 和 Duncan 的社会经济地位指数计算公式基础上，根据我国实际情况推出了我国社会经济地位指数的计算公式：职业声望 $Y=11.808+3.349\times$ 平均教育年限 $+0.573\times$ 平均月收入（百元）$+16.075\times$ 最高管理者 $+11.262\times$ 中层管理者 $+3.738\times$ 基层管理者 $+8.1942\times$ 党政机关 $+6.841\times$ 事业单位 $-5.694\times$ 企业单位 $-26.655\times$ 受歧视职业。

虽然社会经济地位的评价方法许多，研究目的不同、国家不同，其评价方法各不相同，但多数评价均基于几个基本要素，如教育、收入、职业等。以下主要综述社会经济地位评价的基本指标。

（一）教育

教育是流行病学研究中测量社会经济地位最广泛被采用的指标。1992 年 Marilyn A 等（Winkleby MA，1992）通过分析斯坦福五个城市 2 380 名心血管疾病患者教育、职业、收入和心血管疾病危险因素（吸烟、血压、血脂）的关系，发现教育与各种危险因素的相关性最强，较低受教育水平的患者更容易拥有心血管疾病的危险因素。多因素水平分析结果显示，仅有教育与各种危险因素独立相关（$P<0.05$）。此研究提示，

如果仅选择一个社会经济地位指标,最好选择受教育水平。大多数研究会考虑选择受教育水平作为测量社会经济地位的指标的原因还包括:受教育水平问卷调查简单易答,且成人后患者的受教育水平通常是固定的,也不受健康等其他因素的影响。当然此指标也有局限性,比如同等教育水平,不同地区的教育广度、深度不同;儿童人群受教育水平和年龄联系紧密。此外,成人时期疾病不影响受教育水平,但儿童时期罹患的疾病将很大程度的影响受教育水平和质量(Kaplan GA,1993)。

（二）收入

收入反映个人购买商品和服务的能力。收入高意味着个人有机会获得更好的营养、生活条件、更高的受教育水平和质量,以及更好的医疗保健,以上这些因素均是预防疾病发生和进展的重要因素(Cheng ER,2012)。相反的,较低社会经济地位将对健康产生负面的影响。收入水平的测量相对较复杂,可以测量个人或家庭收入,家庭收入可以用家庭人数校正;收入来源除了包括工资,还需要包括食物供给和医疗服务等处获得的便利,时间等变化均可能影响收入。此外,收入往往是人们的敏感话题,被调查者不配合而提供错误数据,很可能导致研究失败(Kaplan GA,1993)。

（三）职业

许多研究采用职业作为评价社会经济地位的指标,但是如此评价必须根据职业类型分层。职业分层通常是通过职业的类型、权利、威信、特点、收入和教育、价值等综合判断的(Kaplan GA,1993)。1897 年美国人口调查开始对职业进行分层(Kaplan GA,1993),其将职业划分为 12 个层次:教授,技术工人或类似职业,管理者,销售人员,职员或类似职业,工匠或类似职业,体力劳动工人,运输类体力劳动工人,体力劳动者,农民或农场管理者,服务类工人和家庭主妇,私人雇佣的体力工人。此分层后来改良为 6 个层次:Ⅰ. 教授(如医生,律师和主管);Ⅱ. 经营管理者和较低水平的技术人员(如销售管理者和教师);IIIN. 非体力技术人员(如职员和商店助理);IIIM. 体力技术人员(如机械师);IV. 部分技术人员(如邮递员);V. 非技术人员(如劳动者,搬运工人)。我国李春玲参照西方社会学届的主流模型,计算出了我国 81 种职业的声望得分,并将职业分为 7 个声望群体,分数分别在 85 分以上、75～85 分、65～75 分、50～65 分、40～50 分、26～40 分和 9～16 分。其中职业声望最高的为高级领导干部和高级知识分子,最低的为三轮车夫、搬运工和保姆(李春玲,2005)。

职业是现代社会衡量社会经济地位的重要指标,但是以职业测量社会经济地位时有许多困难,如必须收入职业史而并非仅仅是当前职业;同一职业类型其定义广泛,但显然家庭作坊高管和大型企业高管很难划分为同一个层次;现代社会职业改变相对较快,当前的职业类型很难全面评价社会经济地位(Kaplan GA,1993)。

(四) 雇佣状态

雇佣状态也可用于评价社会经济地位,但必须区分出有能力劳动无法找到工作的人和那些因为健康状态无法工作的人。有关雇佣状态收集个人失业相关信息非常重要,但同样也比较困难(Kaplan GA,1993)。

(五) 其他

此外社会阶层指数、生活状体、居住区域等也可以用于测量社会经济地位,但相对应用较少,也不容易测量。

二、社会经济地位和心血管疾病关系的研究

有关社会经济地位和心血管疾病关系的研究很多(Kaplan GA,1993;Avendano M,2006;Singh RB,1999;Salomaa V,2000;Reddy KK,2002;Mackenbach JP,2000;Ezeamama AE,2006),但多数来自高收入国家(Okrainec K,2004)。

（一）社会经济地位和心血管疾病死亡的相关研究

1990 年，由芬兰、挪威、丹麦、英国等 10 个欧洲国家联合开展的一项随访 95 009 822（人·年）的纵向队列研究显示，年龄在 30～59 岁的成人缺血性心脏病患者，男性和女性社会经济地位较低者发生死亡的相对风险（relative risk，RR）分别为 1.55（95％可信区间 1.51～1.60）和 2.13（95％可信区间 1.98～2.29）（Avendano M，2006）。

2000 年 Mackenbach JP 等人总结和比较了既往欧洲 11 个国家和美国发表的、关于社会经济地位与心血管疾病死亡风险的相关研究。他们发现所有国家的研究中，职位较低、教育水平较低的患者因心血管疾病死亡的风险都较大。欧洲北部的差异较欧洲南部大（Mackenbach JP，2000）。

FINMONICA 大型心肌梗死注册登记研究，记录了芬兰 3 个地区 1983—1992 年，35—64 岁发生的所有心肌梗死事件，结合芬兰个人教育和收入等相关信息，发现男性中相对于较高收入水平，较低和中等收入水平人群心肌梗死住院期间死亡风险分别为 3.39（95％可信区间 2.96～3.88）和 2.33（95％可信区间 2.03～2.68），出院 0～28 天死亡风险分别为 3.18（95％可信区间 2.82～3.58）和 2.30（95％可信区间 2.04～2.59），出院 1 年内死亡风险分别为 3.18（95％可信区间 2.84～3.55）和 2.34（95％可信区间 2.09～2.62）；男性仅受过基础教育的患者，较有进行继续教育或者更高教育者的住院期间、出院 0～28 天以及 1 年的死亡风险分比为 2.00（95％可信区间 1.79～2.24），1.92（95％可信区间 1.74～2.11）和 1.87（95％可信区间 1.71～2.05）。女性患者也可得出类似结论。此研究通过三个不同时间点教育和收入这两个社会经济地位，对心肌梗死患者死亡风险的影响，全面地解读了社会经济地位对芬兰人民生存的显著影响（Salomaa V，2000）。

2006 年，Mehdi 等与 1990 年到 2002 年连续性前瞻性入选了美国俄亥俄州北部 7 个县的 30 043 名可疑冠心病者,随访者 2004 年,平均随访时间 6.5 年。根据社会经济地位指数,将研究对象分为四个层次,社会经济地位每降低一个层次,研究对象的死亡风险增加 5%～10% (Shishehbor MH,2006)。

Nathanial 等系统性综述了近年来发表的关于社会经济地位与心力衰竭(heart failure,HF)的研究,结果显示较低社会经济地位者再住院率、死亡率均比较高社会经济地位者高(Hawkins NM,2012)。

除了个人社会经济地位,邻居社会经济地位也与心血管疾病的长期生存有很强的相关性。2010 年 Yariv Gerber 及其同事开展的一项前瞻性研究,入选了以色列 8 个医院的 1992 年到 1993 年收治的 1 179 名急性心肌梗死患者,并随访至 2005 年。结果显示邻居社会经济地位较低、中等和较高组患者的 13 年生存率分别为 61%、74%和 82%($P<0.001$)。经过人口解剖学指标,传统危险因素,心肌梗死严重程度指数,个人社会经济地位等因素校正后,较低和中等邻居社会经济地位组风险比(hazard ratios,HRs)与较高社会经济地位组相比分别为 1.47(95%可信区间 1.05～2.06)和 1.19(95%可信区间 0.86～1.63)(Gerber Y,2010)。

(二) 社会经济地位和心血管疾病发生的相关研究

较低社会经济地位者心力衰竭的发病率较高(Roberts CB,2010; Mcalister FA,2004;Borne Y,2011;Stewart S,2006),瑞典的回顾性研究和丹麦的队列研究调查的 114 917 名当地居民,结果经年龄、性别等校正后,收入>250 000 克朗者因心力衰竭住院的风险较收入<50 000 克朗者高 45%(Christensen S,2011)。2006 年一项研究,随访了 2 314 名 50 岁男性 30 年,结果显示,较低职位分层和教育水平,也可预测急性心肌梗死后心力衰竭的预后差(相对风险分别为 1.55,95%可信区间 1.03～2.35 和 1.98,95%可信区间 1.07～3.68)(Ingelsson E,2006)。瑞典的一项类似研究随访了 6 999 名中年男性 28 年,结果相对于教授,

部分技术工人和非技术工人发生心力衰竭的风险分别增加 48％和 72％（Schaufelberger M，2007）。

　　FINMONICA 大型心肌梗死注册登记也发现，男性和女性患者较低社会经济地位者，发生心肌梗死的发生风险相对较高。男性中相对于较高收入水平，较低和中等收入水平人群心肌梗死的发生风险分别为 1.67（95％可信区间 1.57～1.78）和 1.84（95％可信区间 1.73～1.95）（Salomaa V，2000）。

　　2006 年 Michelle 等人采用教育和收入这两个社会经济地位评价指标，评价社会经济地位对心血管疾病发病率的影响。此研究入选了 22 688 名有医疗知识背景的健康女性，随访 10 年并记录心肌梗死、缺血性卒中、冠状动脉再血管化、心血管疾病死亡时间。研究中，教育水平分为＜2 年、2～4 年、本科学历、硕士学历和博士学历五个等级；收入分为 ≤$19 999、$20 000～$29 999、$30 000～$39 999、$40 000～$49 999、$50 000～$99 999，以及 ≥$100 000 六组。结果，随着教育水平的增高，心血管疾病发生的相对风险降低（相对风险分别为 1.0、0.7、0.5、0.4 和 0.5，$P < 0.001$）；随着收入的升高，心血管疾病发生风险也呈下降趋势（相对风险分别为 1.0、1.0、0.9、0.7、0.6 和 0.4，$P < 0.001$）（Albert MA，2006）。

　　此外也有不同社会经济地位心力衰竭患病率的研究（McAlister FA，2010）。加拿大一项有 77 930 研究对象参与的研究结果显示，平均家庭收入最低者心力衰竭的患病相对风险为 1.53（$P < 0.05$）（Menec VH，2010）。

　　（三）社会经济地位影响心血管疾病预后的原因分析

　　社会经济地位对心血管疾病的影响，是否由较低社会经济地位者存在的行为或其他危险因素引起的呢？由欧洲、亚洲、非洲、南美洲等 52 个国家参加的大型对照研究 INTERHEART（Yusuf S，2004）发现，吸烟、高血压、高脂蛋白水平和糖尿病可以解释76%的心肌梗死风险。大型队列研究发现,冠心病(coronary heart disease,CHD)80%~85%是由于吸烟、糖尿病、高脂血症和高血压(Greenland P,2003;Khot UN,2003)这四个危险因素引起的。

2006年,Michelle及其同事全面地分析了各种传统的和新发现的危险因素,如吸烟、高血压、糖尿病、肥胖、总胆固醇、低密度脂蛋白、甘油三酯、C反应蛋白、细胞间黏附分子-1、纤维蛋白原和半胱氨酸水平等,在社会经济地位和心血管疾病发生率之间的作用(Albert MA,2006)。结果表明,收入和心血管疾病发生率之间的关系,可以完全被这些危险因素所解释,而教育水平和社会经济地位之间的关系,仅有一半可以被这些危险因素解释,即提示除了社会经济地位相关的危险因素对心血管疾病发生和预后有影响外,社会经济地位还可通过其他途径影响疾病发生和预后。

Mehdi采用家庭平均收入、家庭单位、家庭额外收入、家庭中25岁以上成员完成高中教育的比例等6个指标计算的社会经济地位分数,综合分析社会经济地位和死亡风险的关系,并根据多元分析中加入或删除活动耐量和心率恢复速度两因素,发现这两个因素可以解释社会经济地位和死亡相关性的47%(Shishehbor MH,2006)。

此外,社会经济地位不同程度地影响到医疗救治方式,如Edward及其同事发现,较低社会经济患者通常没有社会医疗表现,有更多的合并症,很少去城市大医院或可以行CABG和PTCA等治疗的医院就诊(Philbin EF,2000)。David及其同事也发现,社会经济地位较高的患者更愿意进行冠状动脉血管造影(67.8%比52.8%,$P<0.001$)、接受心脏康复治疗(43.9%比25.6%,$P<0.001$),并经常至心脏病医师处随访(56.7%比47.8%,$P<0.001$);较高社会经济地位患者常不满意于专科护理(校正后RR,2.02,95%可信区间1.20~3.32),且愿意自行支付费

用以期获得更广泛的治疗选择(家庭收入≥$60 000者有30%,而家庭收入≤$30 000者中有15%,$P<0.001$),经这些基线因素校正后,社会经济地位和心肌梗死患者1年内再住院率无相关性,提示医疗服务之间的差异是社会经济地位影响发病率和死亡率的重要因素(Alter DA,2004)。

　　总之,社会经济地位与心血管疾病的发生和死亡均存在一定的关联。同时,社会经济地位还可影响个体心血管疾病的危险因素。但社会经济地位如何影响个体心血管疾病发病或死亡风险和如何引起心血管疾病危险因素的虽已有部分研究开始探索,目前仍无清晰认识。

参考文献

[1]　Clark AM,Desmeules M,Luo W,et al. Socioeconomic status and cardiovascular disease:risks and implications for care. *Nat Rev Cardiol*. 2009;6(11):712-722.

[2]　Kaplan GA,Keil JE. Socioeconomic factors and cardiovascular disease:a review of the literature. *Circulation*. 1993;88(4 Pt 1):1973-1998.

[3]　Avendano M,Kunst AE,Huisman M,et al. Socioeconomic status and ischaemic heart disease mortality in 10 western European populations during the 1990s. *Heart*. 2006;92(4):461-467.

[4]　Singh RB,Beegom R,Mehta AS,et al. Social class,coronary risk factors and undernutrition,a double burden of diseases,in women during transition,in five Indian cities. *Int J Cardiol*. 1999;69(2):139-147.

[5]　Salomaa V,Niemela M,Miettinen H,et al. Relationship of socioeconomic status to the incidence and prehospital,28-day,and 1-year mortality rates of acute coronary events in the FINMONICA myocardial infarction register study. *Circulation*. 2000;101(16):1913-1918.

[6]　Reddy KK,Rao AP,Reddy TP. Socioeconomic status and the prevalence of

coronary heart disease risk factors. *Asia Pac J Clin Nutr*. 2002；11（2）：98 – 103.

［7］ Mackenbach JP，Cavelaars AE，Kunst AE，et al. Socioeconomic inequalities in cardiovascular disease mortality；an international study. *Eur Heart J*. 2000；21（14）：1141 – 1151.

［8］ Ezeamama AE，Viali S，Tuitele J，et al. The influence of socioeconomic factors on cardiovascular disease risk factors in the context of economic development in the Samoan archipelago. *Soc Sci Med*. 2006；63（10）：2533 – 2545.

［9］ 马玉霞,张兵. 社会经济地位测量方法的研究进展. 中国健康教育. 2011；27（5）.

［10］ 李春玲. 当代中国社会的声望分层——职业声望与社会经济地位指数测量. 社会学研究. 2005（2）.

［11］ Winkleby MA，Jatulis DE，Frank E，et al. Socioeconomic status and health；how education，income，and occupation contribute to risk factors for cardiovascular disease. *Am J Public Health*. 1992；82（6）：816 – 820.

［12］ Cheng ER，Kindig DA. Disparities in premature mortality between high- and low-income US counties. *Prev Chronic Dis*. 2012；9；E75.

［13］ Okrainec K，Banerjee DK，Eisenberg MJ. Coronary artery disease in the developing world. *Am Heart J*. 2004；148（1）：7 – 15.

［14］ Avendano M，Kunst AE，Huisman M，et al. Socioeconomic status and ischaemic heart disease mortality in 10 western European populations during the 1990s. *Heart*. 2006；92（4）：461 – 467.

［15］ Shishehbor MH，Litaker D，Pothier CE，et al. Association of socioeconomic status with functional capacity，heart rate recovery，and all-cause mortality. *JAMA*. 2006；295（7）：784 – 792.

［16］ Hawkins NM，Jhund PS，Mcmurray JJ，et al. Heart failure and socioeconomic status；accumulating evidence of inequality. *Eur J Heart*

Fail. 2012；14(2)：138 - 146.

[17]　Gerber Y，Benyamini Y，Goldbourt U，et al. Neighborhood socioeconomic context and long-term survival after myocardial infarction. *Circulation*. 2010；121(3)：375 - 383.

[18]　Roberts CB，Couper DJ，Chang PP，et al. Influence of life-course socioeconomic position on incident heart failure in blacks and whites：the Atherosclerosis Risk in Communities Study. *Am J Epidemiol*. 2010；172 (6)：717 - 727.

[19]　Mcalister FA，Murphy NF，Simpson CR，et al. Influence of socioeconomic deprivation on the primary care burden and treatment of patients with a diagnosis of heart failure in general practice in Scotland：population based study. *BMJ*. 2004；328(7448)：1110.

[20]　Borne Y，Engstrom G，Essen B，et al. Country of birth and risk of hospitalization due to heart failure：a Swedish population-based cohort study. *Eur J Epidemiol*. 2011；26(4)：275 - 283.

[21]　Stewart S，Murphy NF，Mcmurray JJ，et al. Effect of socioeconomic deprivation on the population risk of incident heart failure hospitalisation：an analysis of the Renfrew/Paisley Study. *Eur J Heart Fail*. 2006；8(8)：856 - 863.

[22]　Christensen S，Mogelvang R，Heitmann M，et al. Level of education and risk of heart failure：a prospective cohort study with echocardiography evaluation. *Eur Heart J*. 2011；32(4)：450 - 458.

[23]　Ingelsson E，Lind L，Arnlov J，et al. Socioeconomic factors as predictors of incident heart failure. *J Card Fail*. 2006；12(7)：540 - 545.

[24]　Schaufelberger M，Rosengren A. Heart failure in different occupational classes in Sweden. *Eur Heart J*. 2007；28(2)：212 - 218.

[25]　Albert MA，Glynn RJ，Buring J，et al. Impact of traditional and novel risk factors on the relationship between socioeconomic status and incident

cardiovascular events. *Circulation*. 2006；114(24)：2619 – 2626.

[26] Menec VH，Shooshtari S，Nowicki S，et al. Does the relationship between neighborhood socioeconomic status and health outcomes persist into very old age? A population-based study. *J Aging Health*. 2010；22(1)：27 – 47.

[27] Yusuf S，Hawken S，Ounpuu S，et al. Effect of potentially modifiable risk factors associated with myocardial infarction in 52 countries (the INTERHEART study)：case-control study. *Lancet*. 2004；364 (9438)：937 – 952.

[28] Greenland P，Knoll MD，Stamler J，et al. Major risk factors as antecedents of fatal and nonfatal coronary heart disease events. *JAMA*. 2003；290(7)：891 – 897.

[29] Khot UN，Khot MB，Bajzer CT，et al. Prevalence of conventional risk factors in patients with coronary heart disease. *JAMA*. 2003；290(7)：898 – 904.

[30] Philbin EF，Mccullough PA，Disalvo TG，et al. Socioeconomic status is an important determinant of the use of invasive procedures after acute myocardial infarction in New York State. *Circulation*. 2000；102(19 Suppl 3)：1107 – 1115.

[31] Alter DA，Iron K，Austin PC，et al. Socioeconomic status，service patterns，and perceptions of care among survivors of acute myocardial infarction in Canada. *JAMA*. 2004；291(9)：1100 – 1107.

西地那非治疗肺动脉高压

肺动脉高压(Pulmonary Arterial Hypertension,PAH)是一类严重威胁人类身体健康的临床综合征,以肺血管阻力(Pulmonary Vessel Resistance,PVR)进行性升高为特征,最终导致右心功能衰竭甚至死亡(Mclaughlin VV,2009)。其早期临床表现不明显,多以活动后气促、眩晕或晕厥、胸痛、咯血等为首发症状,如果未经正规治疗,平均生存时间少于 5 年(Sandoval J,1994)。美国国立卫生研究院(NIH)注册登记研究报道原发性肺高血压(Primary Pulmonary Hypertension,PPH)患者1、3、5 年的生存率分别为 68%、48%及 34%(D'Alonzo GE,1991)。我国特发性肺动脉高压(Idiopathic Pulmonary Arterial Hypertension,IPAH)和家族性肺动脉高压(Familial Pulmonary Arterial Hypertension,FPAH)患者1、2、3、5 年的生存率分别为 68%、56.9%、38.9%及 20.8%(Jing ZC,2007)。

已有许多研究指出 5 型磷酸二酯酶抑制剂(phosphodiesterase type 5 inhibitors,PDEI-5)西地那非可有效缓解 PAH 患者症状,增加活动耐量,改善血流动力学参数等(Galie N,2005;Wong RC,2007;Xu XQ,2009),且与波生坦、依前列醇等其他治疗肺动脉高压特殊药物相比,西地那非口服方便、价格便宜、对肝脏影响也较小(Archer SL,2009)。目前,西地那非已成为临床治疗肺动脉高压主要药物之一。本文主要综述西地那非的药理、药代学,临床应用现状及进展等。

1　西地那非药理学

肺动脉高压主要病理生理特征包括内皮一氧化氮（Nitric Oxide，NO）产生减少和肺动脉平滑肌细胞（Pulmonary Artery Smooth Muscle Cells，PASMCs）及右室心肌 5 型磷酸二酯酶（Phosphodiesterase type 5，PDE5）表达及活性增加（Archer SL，2009）。

NO 可作用于 PASMCs，刺激环磷酸鸟苷（3′- 5′- cyclic Guanosine Monophosphate，cGMP）生成，使钾离子通道开放，钙离子通道抑制，从而舒张肺血管，诱导肺动脉壁内的细胞凋亡，抑制细胞增殖和肺动脉重构（Crosswhite P，2010；Michelakis ED，2003）。此外，NO 作用于右室心肌，刺激 cGMP 生成，抑制 3 型磷酸二酯酶，增加环磷酸腺苷（cyclic Adenosine Monophosphate，cAMP）的表达及活性，增强右室心肌收缩力。

PDE5 主要在肺内表达，可降解 cGMP 和 cAMP 等为无活性物质，阻止细胞内信号传递，影响肺血管及右室心肌的结构及功能（Wharton J，2005）。

西地那非能选择性抑制 PDE5，增强 NO/cGMP 信号通路，松弛肺动脉平滑肌，舒张肺动脉，抑制肺血管平滑肌细胞增生及肺血管重构，同时增强右心室收缩力，从而改善肺循环（Crosswhite P，2010；Michelakis ED，2003；Li B，2007）。

2 药代动力学

2.1 健康志愿者

健康成人口服西地那非吸收快,达峰时间约为 1 h,血浆蛋白结合率约为 96%。西地那非主要通过细胞色素酶 P450 3A4 代谢,少部分通过 CYP2C9 代谢。代谢产物 N-去甲基化物对 5-磷酸二酯酶的作用强度约为西地那非的一半。西地那非体内半衰期约为 3～5 h,总清除率为 41 L·h^{-1},80%通过消化道排泄,13%通过肾脏排泄。由于首过效应,西地那非的生物利用率仅有 41%,食物可以减慢西地那非的吸收,延迟达峰时间并降低峰浓度(Nichols DJ,2002;Pfizer,2007)。

2.2 PAH 患者

PAH 患者每日 3 次口服 80 mg 西地那非(80 mg tid),生物利用率为 43%,较低剂量利用率高。每日 3 次口服 20 mg 西地那非(20 mg tid),平均峰浓度约等于 113 ng·mL^{-1}。PAH 患者口服西地那非(20～80 mg tid)平均稳态浓度较健康志愿者高 20%～50%(Pfizer,2007)。

2.3 特殊人群

老年人(>65 岁)对西地那非的清除率降低,峰浓度升高,半衰期延长,但游离西地那非浓度仅增加 40%。轻中度肾功能不全(Ccr 30～80 mL·min^{-1})对西地那非的药代动力学影响不大,重度肾功能不全(Ccr≤30 mL·min^{-1})者西地那非清除率降低,峰浓度加倍。轻中度肝硬化(Child-Pugh 分 A 级和 B 级)西地那非血浆浓度时间曲线下面积和峰浓度增加(Pfizer,2007;Muirhead GJ,2002)。

3　临床应用

3.1　单独用于治疗 PAH

2005 年 Galie 等人完成口服西地那非治疗 PAH 的多中心随机对照临床研究（Sildenafil Use in Pulmonary Arterial Hypertension, SUPER）。此研究入选 278 名有症状的 PAH 患者（包括特发性、结缔组织病相关性 PAH 和先天性体肺分流修补术后 PAH）。结果显示西地那非治疗组（口服 20、40 或 80 mg）治疗 12 周后 6 分钟步行距离（6-minute walking distance, 6MWD）较对照组增加［分别增加 45 米（+13%）,46 米（+13.3%）及 50 米（+14.3%）］。3 种剂量均可以降低肺动脉平均压（mean pulmonary artery pressure, mPAP）（$P = 0.04$, $P = 0.01$ 和 $P < 0.001$）及 PVR（$P = 0.01$, $P = 0.01$ 和 $P < 0.001$）。其中 222 名患者继续口服西地那非 80 mg 治疗 9 个月,6MWD 较基线又增加 51 米。该研究表明西地那非可提高患者运动耐量、改善肺循环血流动力学,且与剂量增加无明显相关性。该研究也提示长期服用西地那非可改善患者纽约心功能分级（New York Heart Function Assessment, NYHA）或世界卫生组织（World Health Organization, WHO）PAH 功能分级,且不良反应小（Galie N,2005）。

许多小型临床研究也得出相似结论,并指出西地那非治疗可以增加心指数（cardio index, CI）,改善心肌重构及右心射血分数,改善患者的 Borg 呼吸困难评分,降低血浆脑纳肽（BNP）水平,增加心室偏心指数,减轻右心室重量等（Wong RC,2007；Xu XQ,2009；Michelakis ED,2003；Singh TP,2006；Bharani A,2003）,长期服用西地那非还可以提高患者生存率（survival rate, SR）（Xu XQ,2009；Barreto AC,2005）。

2005 年美国食品药品管理局（US Food and Drug Administration，FDA）批准西地那非治疗轻中度 PAH（Bharani A，2003），目前已有许多研究显示西地那非治疗重度 PAH 同样有效，且耐受性好（Singh TP，2006；Oliveira EC，2005；Garg N，2007；Singh TP，2006）。2007 年 Naveen Garg 等为评估口服西地那非治疗重度 PAH 的有效性和安全性，对 44 名重度 PAH 患者（PAP＞70 mmHg，51.7％ 为 IPAH 和 48.3％ 为艾森曼格综合征）给予西地那非口服治疗（从初始剂量 12.5 mg tid 逐渐增加至靶剂量 300 mg·d^{-1}）。结果患者的 NYHA、6MWD 显著改善，血流动力学参数 mPAP、PVR 及 PVR/体循环阻力（SVR）显著降低，CI 显著增加，主动脉及肺动脉氧饱和度也显著改善，同时发现西地那非治疗 PAH 存在剂量依赖性量效关系，理想的治疗剂量为 150 mg·d^{-1}（Garg N，2007）。Tarvinder P. Singh 等对 20 名 PAH 患者（10 名 IPAH 患者和 10 名艾森曼格综合征患者）进行的随机，对照，双盲及交叉研究也得出了相似的结论（Singh TP，2006）。

我国也有相关的多中心、非对照、开放性研究报道（Xu XQ，2009）。入选的 60 名 PAH 患者经口服西地那非 20 mg tid 治疗 16 周后，6MWD 增加（从 392.13±91.35 至 467.22±80.38 m；$P<0.001$），平均肺血管阻力（mean pulmonary vessel resistance，mPVR）显著下降（从 15.28±8.12 至 14.99±7.88 Woods 单位；$P=0.02$），平均心输量（mean Cardio Output，mCO）显著增加（从 2.39±0.90 到 2.75±0.92 L·min^{-1}·m^{-2}，$P=0.006$），体循环平均氧饱和度显著增加（从 91.44％±7.54％ 到 94.11％±4.28％；$P=0.002$），且患者 1 年生存率显著提高（治疗前后生存率分别为 63.3％ 和 94.7％，$P=0.03$）。该结果表明西地那非治疗中国 PAH 患者同样有效（Xu XQ，2009）。

然而目前仍缺乏西地那非治疗 PAH 更长时间（＞1 年）的大规模临床研究报道。

3.2 联合治疗

PAH 的发生与多个病理生理学机制有关,因而针对不同的发病机制联合药物靶向治疗 PAH 已经成为治疗领域的热点。目前已有多项以 5-磷酸二酯酶抑制剂联合 NO、依前列醇等的研究报道。

3.2.1 西地那非与类前列素类联合治疗

Wilkens 等有关 5 例 IPAH 患者联合应用伊洛前列素和西地那非的研究表明:西地那非联合伊洛前列素治疗较单独西地那非或伊洛前列素治疗降低 mPAP 的效果显著[分别为(9.4±1.3)mmHg 比 (6.4±1.1)mmHg,$P < 0.05$ 及(13.8±1.4)mmHg 比(9.4±1.3)mmHg,$P < 0.009$)],心率和体循环血压变化不大,且耐受性好,无明显药物不良反应。Ghofrani 等对临床恶化的 PAH 患者进行联合治疗评估,在吸入伊洛前列环素治疗的同时加用西地那非辅助治疗,结果显示患者病情稳定,血流动力学参数和 NYHA 均有显著改善。治疗 3 个月后基础 PVR 进一步下降,且 6MWD 持续改善 1 年以上(Ghofrani HA,2002)。

长期依前列醇基础上合用西地那非治疗 PAH 可以显著改善患者运动能力,血流动力学参数,推迟病情恶化时间和提高生活质量,只是不能改善 Borg 呼吸困难评分且增加不良反应发生率(Simonneau G,2008)。一项为期 16 周的多中心随机双盲对照试验,纳入 267 名稳定静注依前列醇治疗的 PAH 患者包括 IPAH、减肥药、结缔组织病或先天性心脏病相关的 PAH,并将其随机分为两组,试验组联合西地那非(20 mg tid 口服,若能耐受每间隔 4 周加量 1 次,从 20 mg 到 40 mg,最终至 80 mg tid),对照组服用相同剂量的安慰剂。97% 患者完成了试验。经过 16 周治疗,试验组较对照组 6MWD 增加 28.8 米(95% CI,

13.9～43.8 m，$P<0.001$），mPAP 改变－3.8 mmHg（CI，－5.6 ～－2.1 mmHg），心输量（Cardio Output，mCO）增加了 0.9 L·min^{-1}（CI，0.5～1.2 L·min^{-1}），临床恶化时间推迟，发生临床恶化事件的比例相对较少（0.062 与 0.195，$P=0.002$），且试验组较对照组健康相关生活质量明显改善，只是两组的 Borg 呼吸困难评分未见明显差异，西地那非组不良反应相对较多（Simonneau G，2008）。

Stiebellehner 等人报道了 3 例对长期静脉输注依前列醇反应不敏感的 PAH 患者，联合应用西地那非治疗后 6MWD 获得改善，mPAP 及 PVR 降低，且没有严重的副反应发生（Stiebellehner L，2003）。

有报道指出西地那非联合贝前列素治疗相关性 PAH 可以降低肺动脉压和 PVR（31%），显著改善患者 3MWD 和 NYHA，且没有副作用（Miwa K，2007）。

TRIUMPH（Double Blind Placebo Controlled Clinical Investigation Into the Efficacy and Tolerability of Inhaled Treprostinil Sodium in Patients With Severe Pulmonary Arterial Hypertension）随机对照双盲多中心临床试验研究了波生坦或西地那非联合曲前列素吸入治疗 PAH 的效果，入选 235 名至少已持续应用波生坦或西地那非治疗 3 个月的 PAH 患者[NYHA Ⅲ级（98%）or Ⅳ级，6MWD 200～450 米]，并令其随机吸入曲前列素（最大剂量 54 μg）或安慰剂每天 4 次，持续 12 周。结果表明已应用波生坦或西地那非治疗的患者联合曲前列素治疗 PAH 可以改善患者的运动耐量和生活质量，且安全、耐受性好（Mclaughlin VV，2010）。

3.2.2　西地那非与内皮受体拮抗剂（endothelin receptor antagonists，ERA）的联合治疗

一项有关波生坦联合西地那非治疗艾森曼格综合征的随机对照双盲交叉设计的研究，对 21 名艾森曼格综合征患者应用波生坦治疗 9

个月。治疗 3 个月时,随机联合西地那非或安慰剂治疗 3 个月,之后 3 个月行交叉试验,记录基线及 3、6、9 个月时患者的 6MWD,氧饱和度, NT‐ProBNP,NYHA,右心导管和磁共振检查结果。结果显示波生坦联合西地那非治疗不能明显改善患者 6MWD(21 对 8 米,$P=0.48$),但可以增加静息氧饱和度(2.9%对−1.8%,$P<0.01$)(Iversen K,2010)。

一项开放性,多中心,Ⅱ期临床研究对波生坦治疗至少 3 个月的患者行右心导管检查评估吸入 NO 和口服单剂西地那非(25 mg)所致急性血流动力学影响,结果发现波生坦联合西地那非可以诱导出额外的血流动力学改善(Gruenig E,2009)。也有研究对 IPAH 等 10 名波生坦治疗效果不明显的患者联合西地那非治疗 6 个月,发现波生坦单药及联合西地那非治疗 PAH 6MWD 无显著性差异(Porhownik NR,2008)。

3.2.3 其他联合治疗

Lepore 等对 9 例 IPAH 患者单用西地那非 50 mg 和联用 NO 后血流动力学变化情况的研究结果显示,联合治疗可以使 PAP 和 PVR 下降,并且下降程度和 CI 的改善程度相一致(Lepore JJ,2005)。

1 例 40 岁女性特发性 PAH 患者,NYHA Ⅲ到Ⅳ级,因右向左分流导致的严重血流动力学异常及严重低氧血症入院,联合应用西地那非和伊洛前列素治疗,之后联用内皮素受体拮抗剂西他生坦,导致右向左分流逆转,氧合能力增加,心功能改善(Pitsiou GG,2009)。

有研究评估西地那非联合硝酸盐治疗 3 名患有 PAH 和体循环低血压心衰患者的效果。结果表明西地那非联合硝酸盐类可以选择性扩张肺血管,且不会引起低血压、晕厥和头晕等不良反应(Stehlik J,2009)。

3.3　西地那非在小儿科中应用

目前已经有一些有关于西地那非治疗儿童 PAH 的研究报道（Huddleston AJ，2009；Peiravian F，2007；Raposo-Sonnenfeld I，2007；Lunze K，2006；Raja SG，2007），指出西地那非可以有效改善儿童 PAH 患者的运动耐量、氧和指数、氧饱和度，并显著降低儿童患者术后肺动脉收缩压（systolic Pulmonary Artery Pressure，sPAP）。其中有研究指出先天性心脏病术后有中重度 PAH 的患者应用西地那非可以有效控制 PAP，减少肺高压危象的发生率，且停药后无 PAP 反跳现象（Raposo-Sonnenfeld I，2007）。Raposo-Sonnenfeld 等进行的一项开放性研究指出长期口服西地那非可以显著改善 PAH 患儿的 6MWD 及患儿的 WHO 心功能分级，早期应用还可以提高患儿生存率，但该研究并未观察到长期应用西地那非对患儿血流动力学的显著影响。

一项波生坦联合西地那非治疗 PAH（患者平均年龄 12.9 岁）的开放性研究指出两药物联用可以有效改善患者 6MWD，NYHA，经皮氧饱和度，最大携氧能力及 mPAP，且无明显肝功能损害，血压异常等不良事件发生（Lunze K，2006）。

为评价不同剂量西地那非对因先天性心脏病所致 PAH 的患儿的血流动力学和换气功能的影响，Raja SG 等人进行了一项前瞻性研究，给予儿科重症监护病房（Intensive Care Unit，ICU）中 10 名因先天性心脏病所致 PAH 患儿 NO 的同时通过胃管每隔 4 h 给予西地那非 1 次（剂量递增，为 $0.5\ mg \cdot kg^{-1}$、$1\ mg \cdot kg^{-1}$、$1.5\ mg \cdot kg^{-1}$ 和 $2.0\ mg \cdot kg^{-1}$），直到拔管。所有患儿分别于给药前和给药 60 min 后对患儿进行血液动力学和动脉血气测量。结果显示：各剂量西地那非均可显著降低 PAP，且对全身动脉压及中心静脉压无明显影响；使用 $2.0\ mg \cdot kg^{-1}$ 剂量的西地那非可以降低动脉血氧分压，但降低程度不明显；4 种剂量的西地那非之间没有显著差别。因此研究者认为，对于因先天性心脏病所致 PAH 患儿，每隔 4 h 使用西地那非 0.5 mg·kg^{-1} 治疗和每隔 4 h 使用西地那非 2.0 mg·kg^{-1} 治疗效果相当(Raja SG,2007)。

4　治　疗　方　法

根据 SUPER 试验结果，美国 FDA 及欧洲药品评价局(European Agency for the Evaluation of Medicinal Products,EMEA)均推荐西地那非的使用剂量为 20 mg tid po,但是西地那非对血流动力学的影响是呈剂量依赖性的，随着口服西地那非剂量的增加(40~80 mg tid)疗效也跟着增加，且剂量滴定研究指出西地那非口服剂量在 225 mg·d^{-1} 以上才可以增加体能的改善程度(Oliveira EC,2005)。因此实践中推荐西地那非初始剂量为 20 mg tid po,之后每 2 周增加一次，直到最大剂量(80 mg tid)或出现剂量依赖性副反应(如头痛,鼻充血或消化不良)后维持治疗。

有关儿童 PAH 患者应用西地那非的剂量,Alice J. Huddleston 等通过既往的临床研究总结为 0.3~8 mg·kg^{-1}·d^{-1}。有研究暗示西地那非治疗儿童 PAH 患者并不存在明显的剂量相关性量效关系，但此结果仍需大型试验以证明(Huddleston AJ,2009)。

5　不　良　反　应

众多西地那非治疗 PAH 患者的临床试验均显示其耐受性较好,少见严重不良反应。SUPER 临床试验表明口服 20 mg 西地那非最常见的不良反应有头痛(46%,对照组有 39%)、消化不良(13%比 7%)、脸红(10%比 4%)、鼻衄(9%比 1%)(Galie N,2005)。

西地那非用于治疗勃起功能障碍时,有患者出现视觉问题(如色觉异常,光敏感性增加,事物模糊等),甚至突发单侧或双侧视力减弱或丧失,即非动脉缺血性视网膜病(Nonarteritic Ischemic Optic Neuropathy,NAION),导致部分患者永久性失明。这很可能由于西地那非作用于视网膜中 PDE6 所致(Archer SL,2009;Pfizer Ltd,2007)。

既往应用西地那非过程中有出现阴茎解剖变形(如成角,纤维空洞形成或 Peyronie 病)及异常勃起等不良反应,尤其患有镰刀细胞贫血,多发骨髓瘤或白血病等疾病的患者,此不良反应发生率增高,若治疗不及时,可导致阴茎组织损伤及永久性障碍(Pfizer Ltd,2007)。

此外,目前还有报道 PDEI-5 治疗 ED 时造成突发感觉神经性耳聋(Mukherjee B,2007)。

6　注 意 事 项

西地那非与酮康唑、利托那韦、沙奎那韦、红霉素、葡萄柚、西咪替丁、氟伏沙明、他克莫司等共同经细胞色素 P450 CYP3A4 和 2C9 代谢途径,故这些药物与西地那非合用可以导致其代谢下降、血浆浓度升高。

由于有研究指出波生坦及西地那非联合应用可以增加肝脏损害风险,西地那非可使波生坦的血浆浓度升高,波生坦诱导 CYP3A4 系统降低西地那非的血浆浓度,因此联合应用时建议检测血药浓度(Pfizer Ltd,2007)。

总之口服 PDEI-5 西地那非可以有效治疗 PAH,不仅可改善血流动力学,也可改善症状,提高运动能力、生活质量和生存率。西地那非与伊洛前列素、依前列醇、波生坦联用治疗效果增加,但与波生坦联用时需监测血药浓度。西地那非治疗 PAH 安全性、耐受性好,但仍需警惕低血压、视觉及生殖器相关严重副反应。有关于西地那非治疗剂量、疗效及联合应用等方面仍需更多的循证医学研究以支持。

(本综述已于 2011 年 2 月发表)

参考文献

［1］ Mclaughlin VV，Archer SL，Badesch DB，et al. ACCF/AHA 2009 expert consensus document on pulmonary hypertension：a report of the American College of Cardiology Foundation Task Force on Expert Consensus Documents and the American Heart Association：developed in collaboration with the American College of Chest Physicians，American Thoracic Society，Inc，and the Pulmonary Hypertension Association. *Circulation*. 2009；119（16）：2250 - 2294.

［2］ Sandoval J，Bauerle O，Palomar A，et al. Survival in primary pulmonary hypertension. Validation of a prognostic equation. *Circulation*. 1994；89（4）：1733 - 1744.

［3］ D'Alonzo GE，Barst RJ，Ayres SM，et al. Survival in Patients with Primary Pulmonary Hypertension. *Annals of Internal Medicine*. 1991；115（5）：343 - 349.

［4］ Jing ZC，Xu X，Han ZY，et al. Registry and survival study in chinese patients with idiopathic and familial pulmonary arterial hypertension. *Chest*. 2007；132(2)：373 - 379.

［5］ Galie N，Ghofrani HA，Torbicki A，et al. Sildenafil citrate therapy for pulmonary arterial hypertension. *N Engl J Med*. 2005；353(20)：2148 - 2157.

[6] Wong RC, Koh GM, Choong PH, et al. Oral sildenafil therapy improves health-related quality of life and functional status in pulmonary arterial hypertension. *Int J Cardiol*. 2007; 119(3): 400 – 402.

[7] Xu XQ, Jing ZC, Zhang JH, et al. The efficacy and safety of sildenafil in Chinese patients with pulmonary arterial hypertension. *Hypertens Res*. 2009; 32(10): 911 – 915.

[8] Archer SL, Michelakis ED. Phosphodiesterase type 5 inhibitors for pulmonary arterial hypertension. *N Engl J Med*. 2009; 361(19): 1864 – 1871.

[9] Crosswhite P, Sun Z. Nitric oxide, oxidative stress and inflammation in pulmonary arterial hypertension. *J Hypertens*. 2010; 28(2): 201 – 212.

[10] Michelakis ED. The role of the NO axis and its therapeutic implications in pulmonary arterial hypertension. *Heart Fail Rev*. 2003; 8(1): 5 – 21.

[11] Wharton J, Strange JW, Moller GM, et al. Antiproliferative effects of phosphodiesterase type 5 inhibition in human pulmonary artery cells. *Am J Respir Crit Care Med*. 2005; 172(1): 105 – 113.

[12] Li B, Yang L, Shen J, et al. The antiproliferative effect of sildenafil on pulmonary artery smooth muscle cells is mediated via upregulation of mitogen-activated protein kinase phosphatase – 1 and degradation of extracellular signal-regulated kinase 1/2 phosphorylation. *Anesth Analg*. 2007; 105(4): 1034 – 1041.

[13] Nichols DJ, Muirhead GJ, Harness JA. Pharmacokinetics of sildenafil after single oral doses in healthy male subjects: absolute bioavailability, food effects and dose proportionality. *Br J Clin Pharmacol*. 2002; 53 Suppl 1: 5S – 12S.

[14] Pfizer Ltd. REVATIO U. S. Physician Prescribing Information. 2007 [online]. Available from URL: http: //media. pfizer. com/files/products/ uspi_revatio. pdf[Revised: 11/2009].

[15] Muirhead GJ, Wilner K, Colburn W, et al. The effects of age and renal and hepatic impairment on the pharmacokinetics of sildenafil. *Br J Clin Pharmacol*. 2002; 53 Suppl 1: 21S – 30S.

[16] Michelakis ED, Tymchak W, Noga M, et al. Long-term treatment with oral sildenafil is safe and improves functional capacity and hemodynamics in patients with pulmonary arterial hypertension. *Circulation*. 2003; 108(17): 2066 – 2069.

[17] Singh TP, Rohit M, Grover A, et al. A randomized, placebo-controlled, double-blind, crossover study to evaluate the efficacy of oral sildenafil therapy in severe pulmonary artery hypertension. *Am Heart J*. 2006; 151 (4): 851.

[18] Leuchte HH, Schwaiblmair M, Baumgartner RA, et al. Hemodynamic response to sildenafil, nitric oxide, and iloprost in primary pulmonary hypertension. *Chest*. 2004; 125(2): 580 – 586.

[19] Wilkins MR, Paul GA, Strange JW, et al. Sildenafil versus Endothelin Receptor Antagonist for Pulmonary Hypertension (SERAPH) study. *Am J Respir Crit Care Med*. 2005; 171(11): 1292 – 1297.

[20] Barreto AC, Franchi SM, Castro CR, et al. One-year follow-up of the effects of sildenafil on pulmonary arterial hypertension and veno-occlusive disease. *Braz J Med Biol Res*. 2005; 38(2): 185 – 195.

[21] Sastry BK, Narasimhan C, Reddy NK, et al. Clinical efficacy of sildenafil in primary pulmonary hypertension: a randomized, placebo-controlled, double-blind, crossover study. *J Am Coll Cardiol*. 2004; 43(7): 1149 – 1153.

[22] Bharani A, Mathew V, Sahu A, et al. The efficacy and tolerability of sildenafil in patients with moderate-to-severe pulmonary hypertension. *Indian Heart J*. 2003; 55(1): 55 – 59.

[23] FDA updates labeling for erectile dysfunction drugs. FDA Consum. 2005; 39(5): 3.

［24］ Oliveira EC, Amaral CF. ［Sildenafil in the management of idiopathic pulmonary arterial hypertension in children and adolescents］. *J Pediatr (Rio J)*. 2005; 81(5): 390 - 394.

［25］ Garg N, Sharma MK, Sinha N. Role of oral sildenafil in severe pulmonary arterial hypertension: clinical efficacy and dose response relationship. *Int J Cardiol*. 2007; 120(3): 306 - 313.

［26］ Singh TP, Rohit M, Grover A, et al. A randomized, placebo-controlled, double-blind, crossover study to evaluate the efficacy of oral sildenafil therapy in severe pulmonary artery hypertension. *Am Heart J*. 2006; 151 (4): 851.

［27］ Wilkens H, Guth A, Konig J, et al. Effect of inhaled iloprost plus oral sildenafil in patients with primary pulmonary hypertension. *Circulation*. 2001; 104(11): 1218 - 1222.

［28］ Ghofrani HA, Wiedemann R, Rose F, et al. Combination therapy with oral sildenafil and inhaled iloprost for severe pulmonary hypertension. *Ann Intern Med*. 2002; 136(7): 515 - 522.

［29］ Simonneau G, Rubin LJ, Galie N, et al. Addition of sildenafil to long-term intravenous epoprostenol therapy in patients with pulmonary arterial hypertension: a randomized trial. *Ann Intern Med*. 2008; 149 (8): 521 - 530.

［30］ Stiebellehner L, Petkov V, Vonbank K, et al. Long-term treatment with oral sildenafil in addition to continuous IV epoprostenol in patients with pulmonary arterial hypertension. *Chest*. 2003; 123(4): 1293 - 1295.

［31］ Miwa K, Matsubara T, Uno Y, et al. Combination therapy with oral sildenafil and beraprost for pulmonary arterial hypertension associated with CREST syndrome. *Int Heart J*. 2007; 48(3): 417 - 422.

［32］ Mclaughlin VV, Benza RL, Rubin LJ, et al. Addition of inhaled treprostinil to oral therapy for pulmonary arterial hypertension: a randomized controlled clinical trial. *J Am Coll Cardiol*. 2010；55(18)：1915 – 1922.

[33] Iversen K，Jensen AS，Jensen TV，et al. Combination therapy with bosentan and sildenafil in Eisenmenger syndrome：a randomized，placebo-controlled，double-blinded trial. *Eur Heart J*. 2010；31(9)：1124 – 1131.

[34] Gruenig E，Michelakis E，Vachiery JL，et al. Acute hemodynamic effects of single-dose sildenafil when added to established bosentan therapy in patients with pulmonary arterial hypertension：results of the COMPASS – 1 study. *J Clin Pharmacol*. 2009；49(11)：1343 – 1352.

[35] Porhownik NR，Al-Sharif H，Bshouty Z. Addition of sildenafil in patients with pulmonary arterial hypertension with inadequate response to bosentan monotherapy. *Can Respir J*. 2008；15(8)：427 – 430.

[36] Lepore JJ，Dec GW，Zapol WM，et al. Combined administration of intravenous dipyridamole and inhaled nitric oxide to assess reversibility of pulmonary arterial hypertension in potential cardiac transplant recipients. *J Heart Lung Transplant*. 2005；24(11)：1950 – 1956.

[37] Pitsiou GG，Chavouzis N，Nakou C，et al. Successful up-front combination therapy in a patient with idiopathic pulmonary hypertension and patent foramen ovale：an alternative to epoprostenol therapy. *J Heart Lung Transplant*. 2009；28(6)：651 – 653.

[38] Stehlik J，Movsesian MA. Combined use of PDE5 inhibitors and nitrates in the treatment of pulmonary arterial hypertension in patients with heart failure. *J Card Fail*. 2009；15(1)：31 – 34.

[39] Huddleston AJ，Knoderer CA，Morris JL，et al. Sildenafil for the treatment of pulmonary hypertension in pediatric patients. *Pediatr Cardiol*. 2009；30 (7)：871 – 882.

[40] Peiravian F，Amirghofran AA，Borzouee M，et al. Oral sildenafil to control pulmonary hypertension after congenital heart surgery. *Asian Cardiovasc Thorac Ann*. 2007；15(2)：113 – 117.

[41] Raposo-Sonnenfeld I, Otero-Gonzalez I, Blanco-Aparicio M, et al. Treatment with sildenafil, bosentan, or both in children and young people with idiopathic pulmonary arterial hypertension and Eisenmenger's syndrome. *Rev Esp Cardiol*. 2007; 60(4): 366 – 372.

[42] Lunze K, Gilbert N, Mebus S, et al. First experience with an oral combination therapy using bosentan and sildenafil for pulmonary arterial hypertension. *Eur J Clin Invest*. 2006; 36 Suppl 3: 32 – 38.

[43] Raja SG, Danton MD, Macarthur KJ, et al. Effects of escalating doses of sildenafil on hemodynamics and gas exchange in children with pulmonary hypertension and congenital cardiac defects. *J Cardiothorac Vasc Anesth*. 2007; 21(2): 203 – 207.

[44] Mukherjee B, Shivakumar T. A case of sensorineural deafness following ingestion of sildenafil. *J Laryngol Otol*. 2007; 121(4): 395 – 397.

附录 A　社会经济地位调查问卷

姓名：　　　　　　　　　　　　　　性别：

出生日期：＿＿＿年＿＿＿月＿＿＿日　　　　民族：

婚否：　　　　　　　　　　　　　　职业：

填表日期：＿＿＿年＿＿＿月＿＿＿日

　　说明：此问卷为更好地了解患者病情，回答政府相关部门调查药物报销和肺动脉高压患者社会经济地位的一次巨大尝试，希望各位患者朋友如实填写。对于涉及您和家庭的隐私，我们会严格保密。谢谢您的配合。

（　　）1. 您的学历

　　　　A. 初中及以下

　　　　B. 高中或中专

　　　　C. 大专、大学本科及以上

（　　）2. 您的职业

　　　　A. 失业　　　　　B. 农民　　　　　C. 体力工人

　　　　D. 职员　　　　　E. 教师　　　　　F. 管理人员

　　　　G. 政府职员　　　H. 其他＿＿＿＿＿＿

（　　）3. 你们家＿＿＿＿＿＿＿口人，患病前，您的家庭年收入是多少？

  A. 10 000 元以下　　　　　　　B. 10 000～30 000 元

  C. 30 000～50 000 元　　　　　D. 50 000～100 000 元

  E. 100 000 元以上_____

（　）4. 您治疗费用的来源是什么？

  A. 完全公费医疗

  B. 有医保,但也有自费部分或者由某些机构帮助,其中自费

   比例占_____％

  C. 完全自费,不需亲属资助

  D. 完全自费,需要亲属资助

  感谢您对我们工作的支持与配合,真诚的祝愿您早日康复! 我们将尽我们的一些努力为患者谋福利,希望自费药品早日进入医保范围。

上海市肺科医院心肺循环中心

附录 B 肺动脉高压患者随访登记表

患者随访表

ID:	随访日期:　年　月　日		随访人:
姓名:	诊断:		
联系电话:	1.	2.	3.
随访结果记录			
心功能评估:　　级 是否有心衰表现:是_____否			
检查:是　否(如果为是,请具体填写以下情况) 时间: 项目: 检查结果:			
治疗:是　否 (如果为是,请填写药物名称和剂量;如果否请填写停药时间和原因) 药物:　　　　　　剂量: 停药时间:　　　　停药原因:			
心衰加重入院:是　否(如果为是,请具体填写以下情况) 时间:　　　　　依据:			
药物加量或改变治疗方案:是　否(如果为是,请具体填写以下情况) 时间:			
死亡:是　否(如果为是,请具体填写以下情况) 时间: 死亡原因:　　　　　　依据:			

后 记 一

掩卷十分,已是更深夜静,凭栏而望,寄情感怀。闲云潭影日悠悠,物换星移几度秋,余自西北边陲入沪,八年悠忽而过矣。回首处,难忘时境艰辛,筚路蓝缕;到如今,虽无大功大喜,终是玉汝于成。昨日历历,获助甚多,感激涕零,纵有千万,难写渺茫。唯勤力自勉,以慰助者。

犹记三年之前,未解科研之道,得遇恩师荆(志成)公。先生不以余愚钝,执手入门,点拨指导,每自躬亲;耳提面命,获益良多。徐图渐进,余始知此路别有洞天,惟勤力自勉,不敢有怠。恩师传道授业解惑,循循善诱,发蒙启蔽;研习学术,苦心孤诣,严谨审慎;为人师表,德才双馨,鱼渔兼授。师母韩姓名志岩,巾帼鸿儒,微言大义,温恭和蔼,待余恩厚,用心良苦,学生谨记。求学三载,多事扰二师,乃余之憾;春风化雨,倾囊相授,则余之幸。桃李不言,下自成蹊,学生必常怀乌鸟之情,反哺之心,以二师为垂!

重洋之外,宾大(美国宾夕法尼亚大学医学院)教授 Steven M. Kawut,自谋篇布局、统计方法及至英文撰写,每多教益,谨表谢忱!

撰写困惑彷徨之际,李觉、张卓莉两位教授多有指点,缀词成文,字斟句酌,独具匠心,深为叹服。统计之道,博士邹丽玲倾心相授,常于山重水复无路之际,助余得窥柳暗花明。诸位师长学业提携之恩,余感恩在怀，铭记于心！

忆及同门，朝夕而对，互助友爱，青梅煮酒，每每共进互励。师妹杨璐，神情明秀，达悟机敏；师弟彭富华，为人，谦逊厚德，为学，切问近思；护士姚静，恪守职责，平素科研实验，多有辅助。余课题设计、开展、分析及论文撰写之际，以上诸位全力支持，无私帮助，在此一并谢过！

兼至肺循环实验室，DNA 提取，老师刘崇悉心指导；基础研究，袁平、张锐二师孜孜以求，多有释疑解惑。诸位教育相知恩，不敢相忘！

同济大学医学院，徐纪平、许一平、蔡巧玲诸师，事理圆融，递薪传火，明我求学坎坷途。千里之外，广州王建、卢文菊二位教授，率和谐团队，细胞培养，多蒙教诲，既感且铭！

肺科医院，心肺循环中心蒋鑫、陈发东、何晶、赵勤华、邱若岷、姜蓉等诸位医师，护士长黎金玲及全体护士，每多相助，大开方便之门，为余之文帮助颇多，笔短而不备述，一并谢之！

饮水思源，遥念课题开展之时，患者朋友配合积极，帮助颇多，余诚祝其早日康复、开心快乐！

刘倩倩、高兰、范右飞、孙明利、白蕾、颜平、韦宏等诸位，多照顾余之日常，恐烦琐之生活，扰余之求知，此恩此情，余当谨记。沪上求学八载，垂教之恩多矣，然恩长笔短，述之则挂一漏万。

此中滋味唯经历，才得芳华满香车。余求学以降，家中上至期颐之祖母，中至慈爱之父母、姊姊，下至始龀之甥男，均不遗力以支持，融融亲情，曷其幸甚！谨撰此文，鱼传尺素，答报椿萱！

吴文汇

后 记 二

重新审读自己当年的博士毕业论文,已过匆匆七载。感慨之外,颇多感激。

回望这些年从医学生、研究生到医生的成长历程,我从一个科研"小白"逐渐步入医学相关科研的大道,除了感慨时光荏苒,还常常想起曾经求学时执着追求的初心:治病救人,悬壶济世。然而,理想很丰满,现实却很骨感。每每遇见需要救治却又无从入手的肺动脉高压患者时,我总是发现医生的无力。

毛主席曾说,"想要打败敌人,需要先了解敌人",在我看来,医学上应该也是如此。病是标,人是本。想要彻底打败肺动脉高压,就需要完全了解这一疾病。临床和科研相结合是了解该病的唯一办法,而患者的理解和配合是进行临床和科研的唯一对象。所以,我必须真诚地对曾经帮助过我的患者朋友们道一声感谢,感谢你们的配合积极和热情帮助!

每每回首大学那些年,我不时地探索那个问题:究竟什么是大学?

在很多人看来,《大学》可以是一本书,和《中庸》《论语》《孟子》合称"四书";大学可以是一栋楼,我们寒窗苦读只为走进去的地方。"所谓大学之大,非有'大楼'之谓也,乃有'大师'之谓也。"一位大学校长的回答,或许是我听过最好的答案。十五年前,我懵懵懂懂地走进了同济这